职业院校一体化创新教材

中医功法

主编◎刘 哲

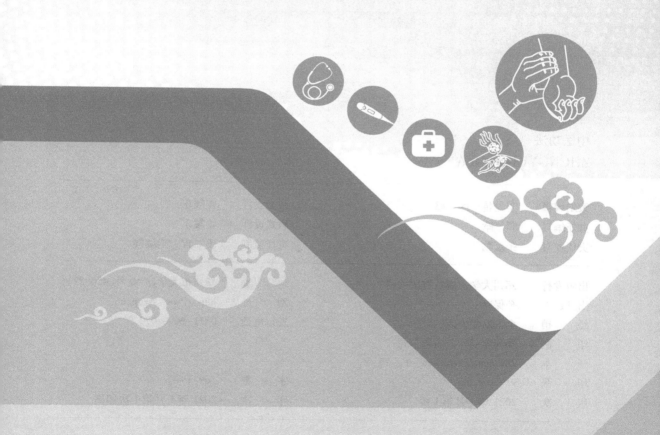

郑州大学出版社

图书在版编目(CIP)数据

中医功法 / 刘哲主编. — 郑州：郑州大学出版社，2021.1
职业院校一体化创新教材
ISBN 978-7-5645-7188-7

Ⅰ.①中… Ⅱ.①刘… Ⅲ.①功法(武术)–养生(中医)–职业
教育–教材 Ⅳ.①R214

中国版本图书馆 CIP 数据核字(2020)第 152439 号

中医功法

ZHONGYI GONGFA

策划编辑	李龙传 薛 晗	封面设计	曾耀东
责任编辑	薛 晗	版式设计	曾耀东
责任校对	张彦勤	责任监制	凌 青 李瑞卿

出版发行	郑州大学出版社有限公司	地　址	郑州市大学路 40 号(450052)
出 版 人	孙保营	网　址	http://www.zzup.cn
经　销	全国新华书店	发行电话	0371-66966070
印　刷	郑州宁昌印务有限公司		
开　本	787 mm×1 092 mm　1 / 16		
印　张	9.75	字　数	169 千字
版　次	2021 年 1 月第 1 版	印　次	2021 年 1 月第 1 次印刷

书　号	ISBN 978-7-5645-7188-7	定　价	33.00 元

一体化创新教材建设指导委员会

主 任 委 员　张橡楠

副主任委员　刘　哲　王思安　李光勇

专 家 顾 问　（按姓氏笔画排序）

　　　　　　　牛四清　朱　霞　杜忠干

　　　　　　　李付才　陈继民　范振良

　　　　　　　胡孝林　蒋　萌

委　　　　员　（按姓氏笔画排序）

　　　　　　　丁　辉　王建涛　卢　娜

　　　　　　　刘志东　李　丽　吴彤珊

　　　　　　　段昉伟　侯爱敏　费　娜

　　　　　　　樊予惠　薛　磊

作者名单

主 编　刘 哲

副主编　郭 歌

编 者　刘哲 郭歌

　　　　谢 飞 朱登朝

　　　　李玉洁

序

　　推进职业教育的改革与发展是实施科教兴国战略、促进经济和社会可持续发展、提高国际竞争力的重要途径,是调整经济结构、提高劳动者素质、加快人力资源开发的重要举措。加快发展现代职业教育,是党中央、国务院做出的重大战略部署,对于深入实施创新驱动发展战略,加快转方式、调结构、促升级具有十分重要的意义。

　　近年来,随着我国经济社会的发展和老龄化进程的加快,人们对医药健康产品的需求越来越大。医药生产经营技术的进步,对相关从业人员的要求越来越高,也对医药健康类职业院校的快速发展、深化教育改革、提高教育质量提出了新的要求。河南医药技师学院根据这一要求积极改革教育教学模式、教学方法,在课程体系、课程建设、教材建设等方面进行了积极探索和实践,取得了显著成效。

　　本套一体化教学工作页围绕学生职业能力和职业素质培养主线,依照"工学结合、校企合作"要求,将医药生产经营中的新技术、新进展纳入工作页,具有先进性、实用性和创新性,更加贴近专业发展和实际需要。按照"岗位导向,任务驱动"的职业教育特色,根据学生的知识层次、教育形式的人才培养定位,编写适合职业院校特色发展的教材,创建以能力为中心、以解决实际问题为目标的特色教材模式,努力探索建设创新特色教材的新途径。

　　教育教学改革是一个不断深化的过程,教材建设也是一个不断推陈出新、反复锤炼的过程。希望本系列工作页的出版对医药职业教育教学改革和提高教育教学质量起到更大的推动作用,也希望使用工作页的师生多提宝贵意见和建议,以便及时修订、不断完善。

前　言

随着社会的进步，人民生活水平的不断提高，人们逐步认识到健康对于快节奏工作、生活的重要性，于是各种各样的健身活动如火如荼地开展起来。像八段锦、太极拳这些运动就比较普遍。它们是以自身形体活动、呼吸吐纳、心理调节相结合为主要运动形式的民族传统体育项目，是中华悠久文化的组成部分。中医功法是指以意识为主导，通过形体的导引运动，配合呼吸吐纳来畅通经络气血、调节脏腑功能，而达到强身健体、延年益寿、促进身心康复的方法。因此，对功法的内容进行梳理研究和普及，是很有必要的。

功法的种类甚繁，学术流派众多，且各自理论相异，重复庞杂。流传至今其总体内容无较大变动，故而有待发掘筛选，去糟取精，实为必要。术理深广，如海苍茫，为此，本着遵循功法传统规律，同时结合临床医理，博采众长，在精益求精的基础上，重新结合，混合整编，为功法这一独特学术体系提供理论设想以及实践技术指导，以展示其思路。

本书将太极拳、八段锦、六字诀、五禽戏互相渗透，理论联系实践，通过功法对临床疾病的针对性作用，内容丰富，归纳性强。有利于功法以及相关医学知识的掌握和普及。

本书共分为5个任务，任务一为中医功法认知，能了解中医功法的基础知识，以理论指导功法养生的知识和能力；任务二为太极拳在老年慢性病调理中的应用，能掌握太极拳并正确运用，进行老年慢性病的功法辅助治疗；任务三为八段锦在脊柱类亚健康调理中的应用，能掌握八段锦并正确运用它进行功法锻炼；任务四为六字诀在呼吸系统疾病调理中的应用，能掌握六字诀并正确运用，进行呼吸系统疾病的功法辅助治疗；任务五为五禽戏在调理人体亚健康中的应用，能掌握运用五禽戏，促进亚健康的康复。本书作为中医康复保健专业的一体化教材，可供学生提供功法理论与实践，根据实际情况，指导患者进行功法锻炼，促进疾病的康复。

本书在编写过程中，得到了从事针灸推拿和中医功法教学、医疗、科研工

1

作者等诸多人员的大力支持,也得到了多位专家、教授的支持和帮助,谨在此表示衷心感谢!

由于编者水平有限,经验不足,在探讨中医功法的途径上,本书作为一种初步尝试,以此抛砖引玉。在内容上难免有不恰当之处,恳切希望在使用中提出宝贵意见,以便以后进一步完善,在此表示衷心的谢意。

编者

2020 年 8 月

目 录

任务一　中医功法

 学习目标

1. 简单描述中医功法与推拿的关系,简单描述中医功法的起源与发展。
2. 能掌握中医功法的学习方法,准确描述中医功法的养生作用及特点。
3. 能掌握中医功法的基础知识。
4. 能使用工具查阅资料,形成主动解决问题的习惯。

 建议课时

活动名称与课时安排见表1-1。

表1-1

活动序号	活动名称	课时安排	备注
1	中医功法认知	2	
2	中医功法基础知识	2	
3	工作认知	2	

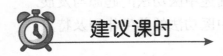

中医功法认知

活动一 ● 中医功法认知

学习目标

通过该活动,我们初步认识中医功法,可通过 5 步完成:第一步了解中医功法与推拿,第二步了解中医功法的起源与发展,第三步熟悉中医功法的养生作用,第四步熟知中医功法的特点,第五步了解中医功法的种类。

建议课时

2 课时。

学习过程

一、中医功法与推拿

从事中医推拿的医者,通过习练传统功法,可以有效增强推拿临床工作的体能,有效发挥手法技能,提高推拿治疗效果。对患者来说,通过功法的训练,可以调和气血、疏通经络,使阴阳平衡、散瘀消积,促进新陈代谢,改善和增进各组织的功能,从而达到防治疾病的目的。功法是中医推拿学的一个重要组成部分,不仅能帮助推拿医师增强身体各部力量,提高手法技巧动作,还可以帮助患者达到扶助正气、强壮身体的目的。

二、中医功法的起源与发展

(一)起源

人类生活最原始阶段:

（二）发展

隋唐时期：

隋唐以后：

明清至近现代：

中华人民共和国成立以后：

三、中医功法的养生作用

查阅资料，找出中医功法的养生作用（至少8条）。

(1)

(2)

(3)

(4)

(5)

(6)

（7）

（8）

四、中医功法的特点

查阅资料，说明中医功法的特点有哪些。

（1）

（2）

（3）

（4）

五、中医功法的种类

查阅资料，找出中医功法的种类有哪些。

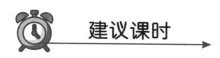

活动二　中医功法基础知识

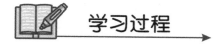

学习目标

通过该活动,我们对中医功法有进一步的认知,可通过4步完成:第一步认识功法养生,第二步让我们知道如何界定功法,第三步认识功法养生三要素,第四步了解功法的学习方法与意义。

建议课时

2课时。

学习过程

一、功法养生

功法养生就是在中医养生理论的指导下,运用特定的方法配合呼吸及意念,调节人体身心健康的一种祛病延年的锻炼方法。

二、界定功法

1.简述功法与现代运动的不同。

2.功法基本要点

(1)精神集中:

（2）周身放松：

（3）呼吸舒畅：

3. 功法锻炼应注意的问题
（1）关于放松问题：

（2）关于姿势问题：

（3）关于功法锻炼后人体反应：

（4）关于精神集中问题：

（5）关于呼吸问题：

（6）遵从一般医疗体育的基本要求：

（7）精神状态及身体健康状况：

（8）关于运动量：

（9）切忌不拘形式：

三、功法养生三要素

(一)调身
定义:

方法:

(二)调息
定义:

方法:

(三)调心
定义:

方法:

四、功法的学习方法与意义

简述功法的学习方法与意义。

技能体验

1. 以小组为单位,查阅资料,确定功法的基本手型与步法有哪些。

2. 展示训练结果,说明手型与步法及注意事项。

活动三　　　　　　工作认知

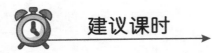 **学习目标**

通过该活动,我们初步认识中医推拿师背景,可通过 3 步完成:第一步认识中医推拿师职业概况,第二步认识中医推拿师报考要求,第三步了解中医推拿师职责要求。

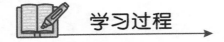 **建议课时**

2 课时。

学习过程

一、中医推拿师职业概况

中医推拿师系列,其核心课程包括中医基础理论、推拿治疗、手法学、人体解剖学、中医诊断学基础、经络脉穴学、小儿推拿学、中医功法、足疗保健、保健推拿、美容护理等,以及各校的主要特色课程和实践环节。就业领域是各级中医院、综合性医院的中医推拿科、社区卫生保健机构的推拿技术岗位。

二、中医推拿师报考要求

(一)助理中医推拿师具备下列条件之一

1.本科以上或同等学历学生。
2.大专以上或同等学历应届毕业生并有相关实践经验者。

(二)中医推拿师具备下列条件之一

1.已通过助理中医推拿师资格认证者。

2.研究生以上或同等学历应届毕业生。

3.本科以上或同等学历并从事相关工作1年以上者。

4.大专以上或同等学历并从事相关工作2年以上者。

（三）高级中医推拿师具备下列条件之一

1.已通过中医推拿师资格认证者。

2.研究生以上或同等学历并从事相关工作1年以上者。

3.本科以上或同等学历并从事相关工作2年以上者。

4.大专以上或同等学历并从事相关工作3年以上者。

三、中医推拿师职责要求

查阅资料，找出中医推拿师职责要求。

任务二 太极拳在老年慢性病调理中的应用

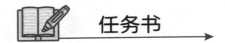

学习目标

1. 简单描述老年人的慢性病,准确复述老年人常见的慢性病有哪些。
2. 能够了解老年人慢性病的治疗与防治知识。
3. 能掌握太极拳对老年慢性病的作用。
4. 能掌握太极拳的基本招式。
5. 能灵活使用各种工具查阅资料,有团队合作精神和主动解决问题的能力;形成爱岗敬业的态度和社会责任感。

任务书

【情景描述】

黄某某,男,68岁,有患多种老年慢性病长期病史,平时服用多种药物,具体情况如下(表2-1)。

表2-1 患者疾病用药情况

疾病	药物
高血压	雷米普利
良性前列腺增生	无
糖尿病	无
脂溢性皮炎	去羟米松软膏
高胆固醇血症	洛伐他汀

　　患者精神面貌、营养状况良好，无精神打击，住在附近的女儿一直在照顾他。患者想通过养生功法改善目前的状况。

　　请同学们在老师的指导下对病例进行分析，并给予合适的养生功法帮助此患者解决目前问题。

 建议课时

　　活动名称与课时安排见表2-2。

表2-2　活动名称与课时安排

活动序号	活动名称	课时安排	备注
1	获取任务	2	
2	资料收集	2	
3	制定功法调理方案	4	
4	方案实施	20	
5	总结与拓展	2	

活动一　●获取任务:太极拳对老年慢性病的作用

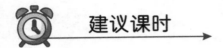

学习目标

通过该活动,我们要明确"太极拳在老年慢性病调理中的应用"任务的工作要求,获取任务,了解太极拳对老年慢性病的作用。

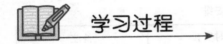

建议课时

2 课时。

学习过程

一、识读任务书

1.请同学们用红色笔画出情景案例中的关键词,并把关键词抄在下面。

2.请同学们查阅资料完成下列内容。
(1)老年人的定义:

（2）慢性病的定义：

二、老年人常见的慢性病

查阅资料，完成以下问题。

1. 简述老年慢性病的种类。

2. 简述老年慢性病的特点。

三、老年慢性病的防治知识

以小组为单位，查阅资料并讨论老年人慢性病如何防治。

四、太极拳对老年慢性病的作用

请同学们查找资料并讨论，太极拳对老年慢性病有哪些作用。

五、评价

综合素质评价见表2–3。

表2–3　综合素质评价

项次	项目要求		配分	评分细则	自评得分	小组评价	教师评价
1. 素养 (40分)	纪律情况 (15分)	按时到岗,不早退	5	违反规定,每次扣5分			
		积极思考回答问题	5	根据上课统计情况得1~5分			
		三有一无(有本、笔、书,无手机)	5	违反规定每项扣3分			
		执行教师命令	0	此为否定项,违规酌情扣10~100分,违反校规按校规处理			
	职业道德 (10分)	能与他人合作	3	不符合要求不得分			
		主动帮助同学	3	能主动帮助同学得3分,被动得1分			
		追求完美	4	对工作精益求精且效果明显得4分,对工作认真得3分,其余不得分			
	5S (10分)	桌面、地面整洁	5	自己的工位桌面、地面整洁无杂物得5分,不合格不得分			
		物品定置管理	5	按定置要求放置得5分,其余不得分			
	快速阅读能力(5分)		5	能快速准确明确任务要求并清晰表达得5分,能主动沟通在指导后达标得3分,其余不得分			

续表 2-3

项次		项目要求	配分	评分细则	自评得分	小组评价	教师评价
2.职业能力(40分)	识读任务书(10分)	能准确快速明确任务要求,收集相关知识	10	能全部掌握得10分,部分掌握得3~7分,不掌握不得分			
	老年人常见的慢性病(10分)	能了解老年人慢性病有关知识	10	能全部掌握得10分,部分掌握得3~7分,不掌握不得分			
	老年慢性病的防治知识(10分)	能了解老年慢性病的防治知识	10	能全部掌握得10分,部分掌握得3~7分,不掌握不得分			
	太极拳对老年慢性病的作用(10分)	能正确认知太极拳对老年慢性病的作用	10	能全部掌握得10分,部分掌握得3~7分,不掌握不得分			
3.工作页完成情况(20分)	按时完成工作页(20分)	及时提交	5	按时提交得5分,迟交不得分			
		内容完成程度	5	按完成情况分别得1~5分			
		回答准确率	5	视准确率情况分别得1~5分			
		有独到的见解	5	视见解程度分别得1~5分			
总分							
加权平均(自评20%,小组评价30%,教师评价50%)							
教师评价签字:			组长签字:				
请你根据以上打分情况,对本活动中的工作和学习状态进行总体评述(从素养的自我提升方面、职业能力的提升方面进行评述,分析自己的不足之处,描述对不足之处的改进措施): 教师指导意见:							

活动二　⊙　资料收集：太极拳有关知识

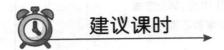

学习目标

通过该活动,能掌握太极拳的有关知识,可通过 4 步完成:第一步收集太极拳的有关知识等,第二步收集二十四式简化太极拳的动作名称和动作要求。

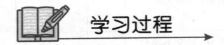

建议课时

2 课时。

学习过程

一、太极拳的有关知识

请同学们查阅资料,回答下面问题。

1. 简述太极拳起源。

2. 简述太极拳的发展。

3. 简述太极拳的特点。

4. 简述太极拳的习练指南。

5. 太极拳的基本手型有＿＿＿＿＿＿＿＿、＿＿＿＿＿＿＿＿、＿＿＿＿＿＿＿＿，基本步型有＿＿＿＿＿＿＿＿、＿＿＿＿＿＿＿＿、＿＿＿＿＿＿＿＿。

二、二十四式简化太极拳的动作名称和动作要求

1. 简述二十四式简化太极拳的动作名称。

2. 简述二十四式简化太极拳的动作要求。

三、评价

综合素质评价见表2-4。

表2-4 综合素质评价

项次	项目要求		配分	评分细则	自评得分	小组评价	教师评价
1. 素养 (40分)	纪律情况 (15分)	按时到岗,不早退	5	违反规定,每次扣5分			
		积极思考回答问题	5	根据上课统计情况得1~5分			
		三有一无(有本、笔、书,无手机)	5	违反规定每项扣3分			
		执行教师命令	0	此为否定项,违规酌情扣10~100分,违反校规按校规处理			
	职业道德 (10分)	能与他人合作	3	不符合要求不得分			
		主动帮助同学	3	能主动帮助同学得3分,被动得1分			
		追求完美	4	对工作精益求精且效果明显得4分,对工作认真得3分,其余不得分			
	5S (10分)	桌面、地面整洁	5	自己的工位桌面、地面整洁无杂物得5分,不合格不得分			
		物品定置管理	5	按定置要求放置得5分,其余不得分			
	快速阅读能力(5分)		5	能快速准确明确任务要求并清晰表达得5分,能主动沟通在指导后达标得3分,其余不得分			
2. 职业能力 (40分)	太极拳的有关知识 (20分)	能快速准确收集太极拳的起源、特点以及养生知识等	20	能全部掌握得20分,部分掌握得5~16分,不清楚不得分			
	二十四式简化太极拳的有关知识 (20分)	能准确收集二十四式简化太极拳有关知识	20	能全部掌握得20分,部分掌握得5~16分,不清楚不得分			
3. 工作页完成情况 (20分)	按时完成工作页 (20分)	及时提交	5	按时提交得5分,迟交不得分			
		内容完成程度	5	按完成情况分别得1~5分			
		回答准确率	5	视准确率情况分别得1~5分			
		有独到的见解	5	视见解程度分别得1~5分			
总分							

续表 2-4

项次	项目要求	配分	评分细则	自评得分	小组评价	教师评价
	加权平均(自评 20%,小组评价 30%,教师评价 50%)					
教师评价签字:			组长签字:			
请你根据以上打分情况,对本活动中的工作和学习状态进行总体评述(从素养的自我提升方面、职业能力的提升方面进行评述,分析自己的不足之处,描述对不足之处的改进措施):						
教师指导意见:						

 知识链接

太极服

太极服,顾名思义就是练习太极拳所穿着的服装,又叫太极练功服。古时习练者练功时的穿着,一般是长衣长裤,不束腰,以宽松为主,练习时不可戴围巾、帽子、手套,以免阻碍体内气息的运转与流通。

太极服,常按照中国民间传统服装样式制作,荷叶领,对襟盘扣,色彩上受太极阴阳思想影响,主要以白色或者黑色为主,讲究的太极服还绣制上太极图图案。这个服装不是必需的,凡宽松点的服装均可以在练功时穿。然而,一旦穿过却必定会爱上它,穿太极服练太极拳,是对太极拳文化的认同,毕竟穿与不穿的感觉是完全不同的。太极服在不同的季节需要不同的面料。

冬季,冬天天气寒冷,一身厚厚的冬衣是免不了的,但是你会发现再好的冬衣，也没专业太极服的感觉舒畅；所以我们需要保暖性好的太极服，选择保暖性好的面料，外面温度比较低，无论是外出表演还是锻炼都要做好保暖工作。

春秋季节的太极服可选面料就很多了，因为这两季温度比较适中。面料分两大类：棉麻和丝绸面料；丝绸的有真丝的、仿真丝的及各种其他仿真丝效果的面料。一般我们在市面见得比较多的是绸缎的，俗称"仿真丝"。各类仿真丝价格比较便宜，穿在身上的效果也比较好，特别是比赛和表演的时候更是出彩，光泽亮丽。

当然我们在选择绸缎的太极服的时候也要注意以下几点：①面料是否柔软，如果不够柔软穿在身上会不够舒服。②质地是否细腻，质地粗糙的绸缎穿在身上会不透气，感觉也不舒服。③色泽是否光亮，劣质的绸缎织条粗光泽不柔和，没有优质绸缎柔亮的光彩。④做工是否细致，偷工减料的绸缎产品在下水洗的时候不耐洗，接缝处容易脱线，非常影响太极服的使用寿命。注意了以上几点，你就差不多可以挑选到优质漂亮的太极练功服了！有的朋友喜欢真丝面料的服装，喜欢它柔软细滑的感觉，当然真丝的太极服很飘逸、很轻柔，穿着舒服，看起来柔和，但是真丝面料的衣服一般都会需要格外细心的保养和护理，因为它很容易被压皱，出汗后在上面又会留下白色的汗渍，而且洗涤的时候大部分要求干洗，至少也要轻揉手洗，对洗真丝的水温要求也很严格，穿着之前有条件最好低温熨烫一下，这样可以保持衣服的穿着效果和外形。另外真丝的太极服价格相对偏高，一般市场价在450元左右，所以如果有的商店售有价格极低的真丝太极服，还请你格外注意一下它究竟是不是真正的真丝，以防上当。

夏天穿衣服讲究凉快舒服，当然太极服也不例外。在炎热的夏季不仅要穿得漂亮，还要透气吸汗；推荐棉麻的，透气性特别好，出了汗也不会粘在身上，使全身皮肤始终保持着顺畅的呼吸。

活动三 ◉ 制定功法调理方案:评定患者及制订调理计划

 学习目标

通过该活动,我们能制定合适的功法调理方案,分 4 步完成:第一步对患者的评定,第二步功法调整计划表的制定,第三步收集太极拳功法调理的相关知识,第四步太极拳场地的设计。

 建议课时

4 课时。

学习过程

一、对患者的评定

1.查阅资料,找出哪一类患者适合习练太极拳,为什么?

2.查阅资料,找出哪一类患者不适合习练太极拳,为什么?

二、功法调理计划表的制定

患者功法调理计划见表2-5。

表2-5　患者功法调理计划

姓名_____　性别_____　年龄_____　诊断_____

项目	内容要求	备注
老年慢性病类型		
运动项目		
运动目的		
运动环境		
运动次数		
运动强度		
注意事项		

三、太极拳功法调理的相关知识

1. 习练太极拳对身体有什么好处?

2. 如何提高太极拳的调理功效?

四、太极拳场地的设计

1. 查阅资料,说明练太极拳的场地要求。

2.根据练太极拳的场地要求,在校园范围内,找出合适的练习场地。

五、评价

综合素质评价见表2-6。

表2-6　综合素质评价

项次	项目要求		配分	评分细则	自评得分	小组评价	教师评价
1.素养(40分)	纪律情况(15分)	按时到岗,不早退	5	违反规定,每次扣5分			
		积极思考回答问题	5	根据上课统计情况得1~5分			
		三有一无(有本、笔、书,无手机)	5	违反规定每项扣3分			
		执行教师命令	0	此为否定项,违规酌情扣10~100分,违反校规按校规处理			
	职业道德(10分)	能与他人合作	3	不符合要求不得分			
		主动帮助同学	3	能主动帮助同学得3分,被动得1分			
		追求完美	4	对工作精益求精且效果明显得4分,对工作认真得3分,其余不得分			
	5S(10分)	桌面、地面整洁	5	自己的工位桌面、地面整洁无杂物得5分,不合格不得分			
		物品定置管理	5	按定置要求放置得5分,其余不得分			
	快速阅读能力(5分)		5	能快速准确明确任务要求并清晰表达得5分,能主动沟通在指导后达标得3分,其余不得分			

续表 2-6

项次		项目要求	配分	评分细则	自评得分	小组评价	教师评价
2. 职业能力 (40分)	对患者的评定 (10分)	能对患者正确评定	10	能全部掌握得 10 分, 部分掌握得 3~7 分, 不清楚不得分			
	功法调理计划表的制定 (10分)	能制定功法调理计划表	10	能全部掌握得 10 分, 部分掌握得 3~7 分, 不清楚不得分			
	太极拳功法调理的相关知识 (10分)	能正确收集太极拳功法调理的相关知识	10	能全部掌握得 10 分, 部分掌握得 3~7 分, 不清楚不得分			
	太极拳场地的设计 (10分)	能正确设计太极拳场地	10	能全部掌握得 10 分, 部分掌握得 3~7 分, 不清楚不得分			
3. 工作页完成情况 (20分)	按时完成工作页 (20分)	及时提交	5	按时提交得 5 分, 迟交不得分			
		内容完成程度	5	按完成情况分别得 1~5 分			
		回答准确率	5	视准确率情况分别得 1~5 分			
		有独到的见解	5	视见解程度分别得 1~5 分			
总分							
加权平均(自评20%,小组评价30%,教师评价50%)							

教师评价签字: 　　　　　　　　　　　组长签字:

请你根据以上打分情况,对本活动当中的工作和学习状态进行总体评述(从素养的自我提升方面、职业能力的提升方面进行评述,分析自己的不足之处,描述对不足之处的改进措施):

教师指导意见:

活动四 ● 方案实施:教与学太极拳

 学习目标

通过该活动,能对我们制定的功法调理方案进行实施,可通过 5 步完成:第一步场地准备,第二步习练功法前准备,第三步实施功法调理,第四步掌握太极拳动作和呼吸配合方法,第五步了解太极拳动作的攻防含义。

 建议课时

20 课时。

学习过程

一、操作前场地准备

准备太极拳场地、服装以及音响。

二、习练功法前准备

1. 查阅相关资料,以小组为单位讨论患者运动前应做好哪些准备工作,并以表格的形式展示出来(表 2-7)。

表2-7 运动前准备项目记录表

准备项目		项目要求	目的	备注
心理准备				
着装准备	衣着			
	鞋袜			
身体状况	饥饱			
	大小便			
	饮水			
热身准备				
运动日期			患者签字	

2. 与患者及家属进行沟通,告知运动治疗的注意事项并做相应的准备工作。同时简要记录谈话内容。

三、实施功法调理

1. 老师示教并指出动作要点。

2. 学生以小组为单位进行分组,按制作好的功法调理计划实施。

3. 学生应用功法调理计划表。

4. 根据下图写出二十四式简化太极拳动作名称及动作功效。

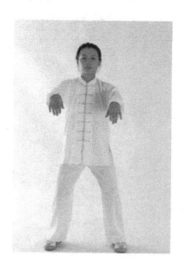 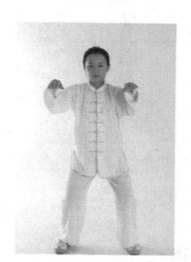

动作名称：＿＿＿＿＿＿＿＿

动作功效：＿＿＿＿＿＿＿＿＿＿＿＿＿＿＿＿＿＿＿＿＿

＿＿＿＿＿＿＿＿＿＿＿＿＿＿＿＿＿＿＿＿＿＿＿＿＿＿＿＿＿

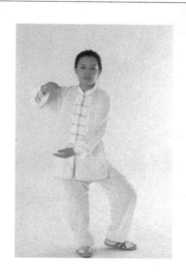 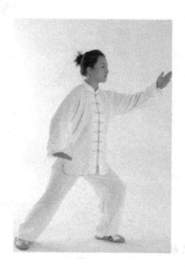

动作名称：＿＿＿＿＿＿＿＿

动作功效：＿＿＿＿＿＿＿＿＿＿＿＿＿＿＿＿＿＿＿＿＿

＿＿＿＿＿＿＿＿＿＿＿＿＿＿＿＿＿＿＿＿＿＿＿＿＿＿＿＿＿

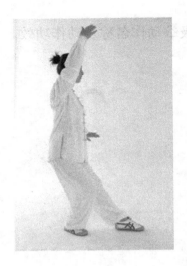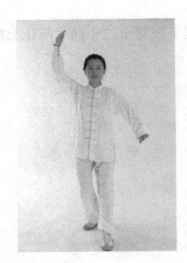

动作名称：＿＿＿＿＿＿＿＿＿

动作功效：＿＿＿＿＿＿＿＿＿＿＿＿＿＿＿＿＿＿＿＿＿＿＿＿＿＿＿＿＿＿＿＿＿

＿＿＿＿＿＿＿＿＿＿＿＿＿＿＿＿＿＿＿＿＿＿＿＿＿＿＿＿＿＿＿＿＿＿＿＿＿＿＿

动作名称：＿＿＿＿＿＿＿＿＿

动作功效：＿＿＿＿＿＿＿＿＿＿＿＿＿＿＿＿＿＿＿＿＿＿＿＿＿＿＿＿＿＿＿＿＿

＿＿＿＿＿＿＿＿＿＿＿＿＿＿＿＿＿＿＿＿＿＿＿＿＿＿＿＿＿＿＿＿＿＿＿＿＿＿＿

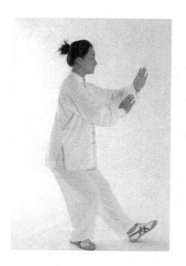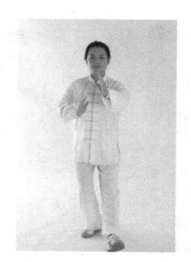

动作名称：＿＿＿＿＿＿

动作功效：＿＿＿＿＿＿＿＿＿＿＿＿＿＿＿＿＿＿＿＿＿＿＿＿＿＿

＿＿＿＿＿＿＿＿＿＿＿＿＿＿＿＿＿＿＿＿＿＿＿＿＿＿＿＿＿＿＿＿

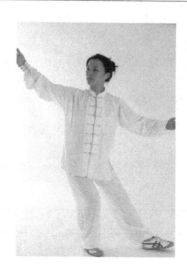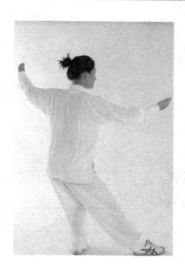

动作名称：＿＿＿＿＿＿

动作功效：＿＿＿＿＿＿＿＿＿＿＿＿＿＿＿＿＿＿＿＿＿＿＿＿＿＿

＿＿＿＿＿＿＿＿＿＿＿＿＿＿＿＿＿＿＿＿＿＿＿＿＿＿＿＿＿＿＿＿

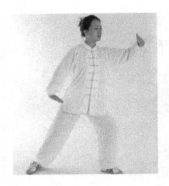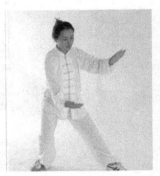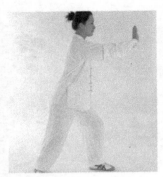

动作名称：＿＿＿＿＿＿

动作功效：＿＿＿＿＿＿＿＿＿＿＿＿＿＿＿＿＿＿＿＿＿＿＿＿＿＿＿＿＿

＿＿＿＿＿＿＿＿＿＿＿＿＿＿＿＿＿＿＿＿＿＿＿＿＿＿＿＿＿＿＿＿＿＿＿

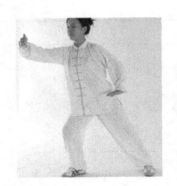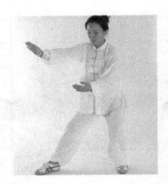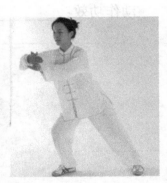

动作名称：＿＿＿＿＿＿

动作功效：＿＿＿＿＿＿＿＿＿＿＿＿＿＿＿＿＿＿＿＿＿＿＿＿＿＿＿＿＿

＿＿＿＿＿＿＿＿＿＿＿＿＿＿＿＿＿＿＿＿＿＿＿＿＿＿＿＿＿＿＿＿＿＿＿

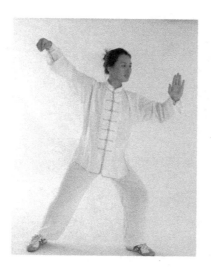

动作名称：_____

动作功效：_____

_____

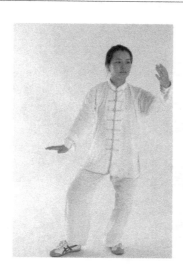 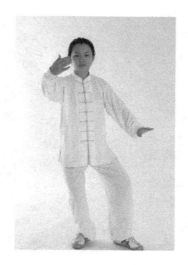

动作名称：_____

动作功效：_____

_____

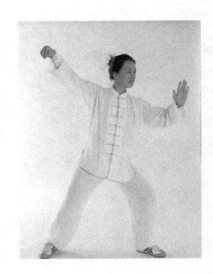

动作名称:＿＿＿＿＿＿＿
动作功效:＿＿＿＿＿＿＿＿＿＿＿＿＿＿＿＿＿＿＿＿＿＿＿＿＿＿＿

＿＿＿＿＿＿＿＿＿＿＿＿＿＿＿＿＿＿＿＿＿＿＿＿＿＿＿＿＿＿＿＿

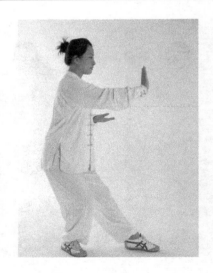

动作名称:＿＿＿＿＿＿＿
动作功效:＿＿＿＿＿＿＿＿＿＿＿＿＿＿＿＿＿＿＿＿＿＿＿＿＿＿＿

＿＿＿＿＿＿＿＿＿＿＿＿＿＿＿＿＿＿＿＿＿＿＿＿＿＿＿＿＿＿＿＿

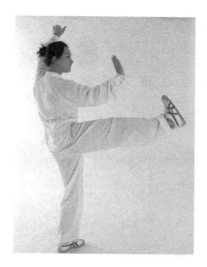

动作名称:＿＿＿＿＿＿＿＿

动作功效:＿＿＿＿＿＿＿＿＿＿＿＿＿＿＿＿＿＿＿＿＿＿＿＿＿＿＿＿＿＿＿＿＿＿＿＿＿＿

＿＿＿

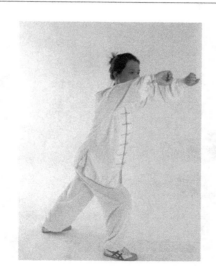

动作名称:＿＿＿＿＿＿＿＿

动作功效:＿＿＿＿＿＿＿＿＿＿＿＿＿＿＿＿＿＿＿＿＿＿＿＿＿＿＿＿＿＿＿＿＿＿＿＿＿＿

＿＿＿

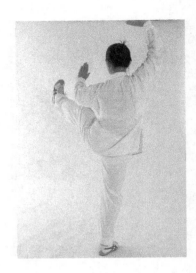

动作名称：＿＿＿＿＿＿＿＿
动作功效：＿＿＿＿＿＿＿＿＿＿＿＿＿＿＿＿＿＿＿＿＿＿＿＿＿＿＿＿＿＿＿＿＿

＿＿＿＿＿＿＿＿＿＿＿＿＿＿＿＿＿＿＿＿＿＿＿＿＿＿＿＿＿＿＿＿＿＿＿＿＿＿＿

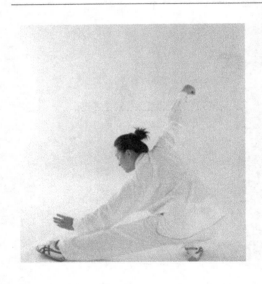 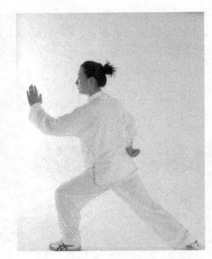

动作名称：＿＿＿＿＿＿＿＿
动作功效：＿＿＿＿＿＿＿＿＿＿＿＿＿＿＿＿＿＿＿＿＿＿＿＿＿＿＿＿＿＿＿＿＿

＿＿＿＿＿＿＿＿＿＿＿＿＿＿＿＿＿＿＿＿＿＿＿＿＿＿＿＿＿＿＿＿＿＿＿＿＿＿＿

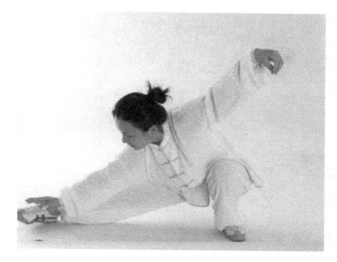
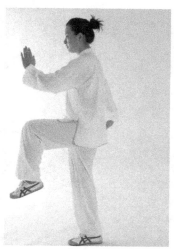

动作名称：＿＿＿＿＿＿＿＿＿＿

动作功效：＿＿＿＿＿＿＿＿＿＿＿＿＿＿＿＿＿＿＿＿＿＿＿＿＿＿＿＿＿＿＿

＿＿＿＿＿＿＿＿＿＿＿＿＿＿＿＿＿＿＿＿＿＿＿＿＿＿＿＿＿＿＿＿＿＿＿＿＿

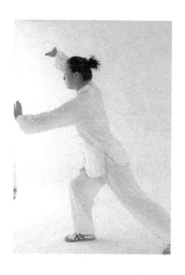
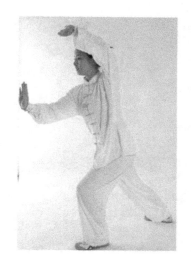

动作名称：＿＿＿＿＿＿＿＿＿＿

动作功效：＿＿＿＿＿＿＿＿＿＿＿＿＿＿＿＿＿＿＿＿＿＿＿＿＿＿＿＿＿＿＿

＿＿＿＿＿＿＿＿＿＿＿＿＿＿＿＿＿＿＿＿＿＿＿＿＿＿＿＿＿＿＿＿＿＿＿＿＿

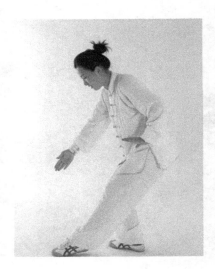

动作名称：＿＿＿＿＿＿＿＿＿＿＿
动作功效：＿＿＿＿＿＿＿＿＿＿＿＿＿＿＿＿＿＿＿＿＿＿＿＿＿＿＿＿＿＿＿＿＿＿＿
＿＿＿

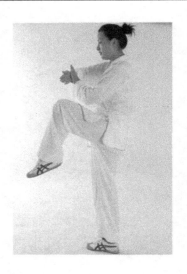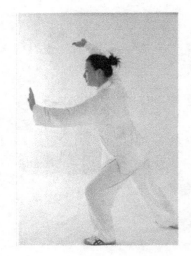

动作名称：＿＿＿＿＿＿＿＿＿＿＿
动作功效：＿＿＿＿＿＿＿＿＿＿＿＿＿＿＿＿＿＿＿＿＿＿＿＿＿＿＿＿＿＿＿＿＿＿＿
＿＿＿

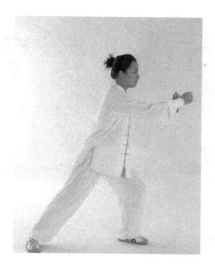

动作名称：_____
动作功效：_____

_____

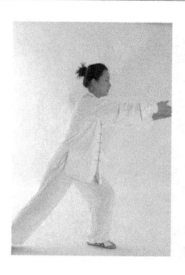 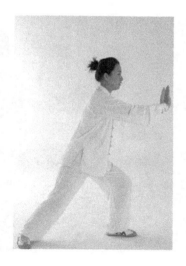

动作名称：_____
动作功效：_____

_____

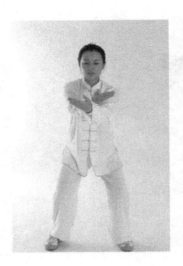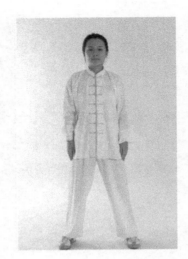

动作名称：_____
动作功效：_____

_____

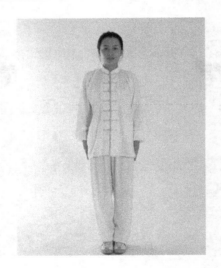

动作名称：_____
动作功效：_____

_____

四、太极拳动作和呼吸配合方法

1. 以小组为单位,查阅相关资料,说明太极拳动作和呼吸配合方法。

2. 以小组为单位,进行二十四式简化太极拳动作和呼吸相结合的练习。

五、太极拳动作的攻防含义

请同学们查阅资料,分别写出二十四简化太极拳的攻防含义,并演示说明。

六、评价

综合素质评价见表2-8。

表2-8　综合素质评价

项次	项目要求		配分	评分细则	自评得分	小组评价	教师评价
1.素养（40分）	纪律情况（15分）	按时到岗，不早退	5	违反规定，每次扣5分			
		积极思考回答问题	5	根据上课统计情况得1~5分			
		三有一无（有本、笔、书，无手机）	5	违反规定每项扣3分			
		执行教师命令	0	此为否定项，违规酌情扣10~100分，违反校规按校规处理			
	职业道德（10分）	能与他人合作	3	不符合要求不得分			
		主动帮助同学	3	能主动帮助同学得3分，被动得1分			
		追求完美	4	对工作精益求精且效果明显得4分，对工作认真得3分，其余不得分			
	5S（10分）	桌面、地面整洁	5	自己的工位桌面、地面整洁无杂物得5分，不合格不得分			
		物品定置管理	5	按定置要求放置得5分，其余不得分			
	快速阅读能力（5分）		5	能快速准确明确任务要求并清晰表达得5分，能主动沟通在指导后达标得3分，其余不得分			
2.职业能力（40分）	场地准备（5分）	按照指定的方案准备场地	5	能完全按照要求准备场地得5分，部分达到要求得2~4分，未按照要求不得分			
	习练功法前准备（5分）	能按照要求做好练习功法前准备工作	5	能完全按照要求准备得5分，部分达到要求得2~4分，未按照要求不得分			
	实施功法调理（20分）	能根据制定好的方案，准确规范地实施功法调理并进行展示	5	能完全掌握者得20分，掌握不熟练者得5~15分，不掌握者不得分			
	太极拳动作的攻防含义（10分）	能正确掌握太极拳每个动作的攻防含义	10	能完全掌握者得10分，掌握不熟练者得3~7分，不掌握者不得分			

续表 2-8

项次	项目要求		配分	评分细则	自评得分	小组评价	教师评价
3.工作页完成情况（20分）	按时完成工作页（20分）	及时提交	5	按时提交得5分，迟交不得分			
		内容完成程度	5	按完成情况分别得1~5分			
		回答准确率	5	视准确率情况分别得1~5分			
		有独到的见解	5	视见解程度分别得1~5分			
总分							
加权平均（自评20%，小组评价30%，教师评价50%）							
教师评价签字：　　　　　　　　　　　组长签字：							
请你根据以上打分情况，对本活动中的工作和学习状态进行总体评述（从素养的自我提升方面、职业能力的提升方面进行评述，分析自己的不足之处，描述对不足之处的改进措施）： 							
教师指导意见： 							

 知识链接

太极养生杖

　　太极养生杖是以太极文化为源头，遵循太极运动阴阳、虚实、刚柔、进退等规律，结合传统武术中达摩杖的技术创编而成的新型健身器械套路。它以人们生活中常见的拐杖为器械，充分发挥其方便、灵活的功能，既可能随身携带，又能当作器械来运动娱乐。此套路三十六式，分为四路，每一路为九个动作，称为"九式太极杖"，可做独立小套，也可连贯相接。其内容丰富，结构严密，简明新颖，便于学练；手、步、杖相互配合，杖法巧妙，势势相连，表现了防守严密、善诱取巧的攻防特点，更有调气、养血、舒筋、壮骨的健身作用，是男女老少进行自我锻炼的新选择。

杖，泛指棍棒，是人类最早使用的工具之一，在我国传统养生文化中，以杖作为器械进行身体锻炼的历史非常久远，现存最早文献史料记载见于1973年湖南长沙马王堆3号汉墓出土的《导引图》，其中有两幅手持长杖做出不同姿势的图像，这是目前所知运用杖来导引肢体进行养生锻炼的最早资料。

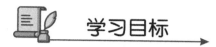

活动五　总结与拓展：太极拳与传统养生的关系

学习目标

通过该活动，能对任务进行总结与评价，可通过 3 步完成：第一步纠正太极拳练习中的错误动作，第二步总结并展示自己的练习结果，第三步掌握中医与太极拳的养生关系。

建议课时

2 课时。

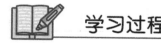

学习过程

一、纠正太极拳练习中的错误动作

以小组为单位，根据各组练习情况，说出二十四式简化太极拳易犯错误有哪些。

二、总结并展示自己的练习结果

以小组或个人为单位，分别展示自己的练习结果。

三、中医与太极拳的养生关系

查阅资料,说出中医与太极拳有哪些养生关系。

四、评价

综合素质评价见表2-9。

表2-9 综合素质评价

项次	项目要求		配分	评分细则	自评得分	小组评价	教师评价
1.素养 (40分)	纪律情况 (15分)	按时到岗,不早退	5	违反规定,每次扣5分			
		积极思考回答问题	5	根据上课统计情况得1~5分			
		三有一无(有本、笔、书,无手机)	5	违反规定每项扣3分			
		执行教师命令	0	此为否定项,违规酌情扣10~100分,违反校规按校规处理			
	职业道德 (10分)	能与他人合作	3	不符合要求不得分			
		主动帮助同学	3	能主动帮助同学得3分,被动得1分			
		追求完美	4	对工作精益求精且效果明显得4分,对工作认真得3分,其余不得分			
	5S (10分)	桌面、地面整洁	5	自己的工位桌面、地面整洁无杂物得5分,不合格不得分			
		物品定置管理	5	按定置要求放置得5分,其余不得分			
	快速阅读能力(5分)		5	能快速准确明确任务要求并清晰表达得5分,能主动沟通在指导后达标得3分,其余不得分			

续表2-9

项次	项目要求		配分	评分细则	自评得分	小组评价	教师评价
2. 职业能力(40分)	纠正错误动作(10分)	练习太极拳易犯错误动作纠正	10	能全部掌握得10分,部分掌握得3~7分,不清楚不得分			
	总结并展示练习成果(20分)	成果展示	20	能全部掌握得20分,部分掌握得5~15分,不清楚不得分			
	太极拳与中医的养生关系(10分)	能掌握养生关系	10	能全部掌握得10分,部分掌握得3~7分,不清楚不得分			
3. 工作页完成情况(20分)	按时完成工作页(20分)	及时提交	5	按时提交得5分,迟交不得分			
		内容完成程度	5	按完成情况分别得1~5分			
		回答准确率	5	视准确率情况分别得1~5分			
		有独到的见解	5	视见解程度分别得1~5分			
总分							
加权平均(自评20%,小组评价30%,教师评价50%)							

教师评价签字:	组长签字:

请你根据以上打分情况,对本活动中的工作和学习状态进行总体评述(从素养的自我提升方面、职业能力的提升方面进行评述,分析自己的不足之处,描述对不足之处的改进措施):

教师指导意见:

任务三　八段锦在脊柱类亚健康调理中的应用

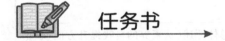

学习目标

1.能了解脊柱类亚健康的相关知识。能正确选用合适的功法调理脊柱类亚健康疾病。

2.能熟练掌握八段锦的招式,熟悉八段锦的应用。

3.能灵活使用各种工具查阅资料,有团队合作精神和主动解决问题的能力。

4.形成爱岗敬业的态度和社会责任感。

任务书

【情景描述】

杨小姐,29 岁,网络销售员,因为从事职业的原因常常与电脑和手机打交道,手机不离手,典型的"低头族"。近期出现了轻度头晕、头痛,且伴有颈部不适等症状,时常心烦意乱、容易激动易动怒或失眠,影响到了日常工作。杨小姐意识到了严重性,寻求医生检查,结果未发现明显症状和体征。患者想通过养生功法改善目前的状况。

请同学们在老师的指导下对病例进行分析,并给予合适的养生功法帮助此患者解决目前问题。

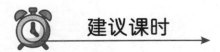

建议课时

活动名称与课时安排见表 3-1。

表 3-1　活动名称与课时安排

活动序号	活动名称	课时安排	备注
1	获取任务	2	
2	资料收集	2	
3	制定功法调理方案	4	
4	方案实施	18	
5	总结与拓展	2	

活动一　●获取任务:认知八段锦对亚健康的作用

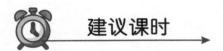

学习目标

通过该活动,我们要明确"八段锦在脊柱类亚健康调理中的应用"任务的工作要求,获取任务,了解八段锦对脊柱类亚健康的作用。

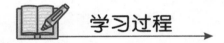

建议课时

2 课时。

学习过程

一、识读任务书

1. 请同学们阅读病历,并查阅资料完成下列内容。

低头族:

表现出的症状:

危害：

二、脊柱类亚健康的有关知识

1. 查阅资料，与小组人员讨论，完成下列问题。

脊柱的功能：

脊柱的作用：

脊柱和亚健康在中医上的关系：

脊柱类亚健康的症状：

脊柱类亚健康的鉴别：

三、脊柱类亚健康的防治

人体衰老与疾病的根源，主要源于脊椎的病变和衰老，因此要呼吁人们重视脊椎，保护脊椎。请同学们查阅资料，说出怎么预防脊柱类亚健康的发生。

四、八段锦对脊柱类亚健康的作用

1. 请同学们查找资料并讨论八段锦对脊柱类亚健康有哪些作用。

2. 脊柱类亚健康患者练习八段锦的注意事项有哪些？

五、评价

综合素质评价见表3-2。

表3-2　综合素质评价

项次	项目要求		配分	评分细则	自评得分	小组评价	教师评价
1.素养 (40分)	纪律情况 (15分)	按时到岗,不早退	5	违反规定,每次扣5分			
		积极思考回答问题	5	根据上课统计情况得1~5分			
		三有一无(有本、笔、书,无手机)	5	违反规定每项扣3分			
		执行教师命令	0	此为否定项,违规酌情扣10~100分,违反校规按校规处理			
	职业道德 (10分)	能与他人合作	3	不符合要求不得分			
		主动帮助同学	3	能主动帮助同学得3分,被动得1分			
		追求完美	4	对工作精益求精且效果明显得4分,对工作认真得3分,其余不得分			
	5S (10分)	桌面、地面整洁	5	自己的工位桌面、地面整洁无杂物得5分,不合格不得分			
		物品定置管理	5	按定置要求放置得5分,其余不得分			
	快速阅读能力(5分)		5	能快速准确明确任务要求并清晰表达得5分,能主动沟通在指导后达标得3分,其余不得分			

续表 3-2

项次		项目要求	配分	评分细则	自评得分	小组评价	教师评价
2. 职业能力 (40 分)	识读任务书 (10 分)	准确快速明白任务要求	10	能全部掌握得 10 分,部分掌握得 3~7 分,不清楚不得分			
	脊柱类亚健康的有关知识 (10 分)	能了解脊柱类亚健康的有关知识	10	能全部掌握得 10 分,部分掌握得 3~7 分,不清楚不得分			
	脊柱类亚健康的防治 (10 分)	能了解脊柱类亚健康的防治知识	10	能全部掌握得 10 分,部分掌握得 3~7 分,不清楚不得分			
	八段锦对脊柱类亚健康的作用 (10 分)	能了解八段锦对脊柱类亚健康的作用	10	能全部掌握得 10 分,部分掌握得 3~7 分,不清楚不得分			
3. 工作页完成情况 (20 分)	按时完成工作页 (20 分)	及时提交	5	按时提交得 5 分,迟交不得分			
		内容完成程度	5	按完成情况分别得 1~5 分			
		回答准确率	5	视准确率情况分别得 1~5 分			
		有独到的见解	5	视见解程度分别得 1~5 分			
总分							
加权平均(自评 20%,小组评价 30%,教师评价 50%)							
教师评价签字:				组长签字:			

请你根据以上打分情况,对本活动中的工作和学习状态进行总体评述(从素养的自我提升方面、职业能力的提升方面进行评述,分析自己的不足之处,描述对不足之处的改进措施):

教师指导意见:

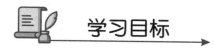

活动二　资料收集:八段锦有关知识

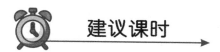

学习目标

通过该活动,能掌握八段锦的基本知识,可通过 2 步完成:第一步收集八段锦的有关知识,第二步收集八段锦的动作名称和动作要求。

建议课时

2 课时。

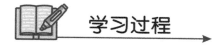

学习过程

一、八段锦的有关知识

1.简述八段锦的源流。

2.简述八段锦的功法特点。

3. 请说明八段锦的养生作用。

4. 查阅资料,说明八段锦分为哪几类。

二、八段锦的动作名称和动作要求

1. 请说出八段锦的动作名称。

2. 观看八段锦视频,简单说明动作内容及要求。

三、评价

综合素质评价见表3-3。

表 3-3　综合素质评价

项次		项目要求		配分	评分细则	自评得分	小组评价	教师评价
1. 素养（40分）	纪律情况（15分）	按时到岗，不早退		5	违反规定，每次扣5分			
		积极思考回答问题		5	根据上课统计情况得1~5分			
		三有一无（有本、笔、书，无手机）		5	违反规定每项扣3分			
		执行教师命令		0	此为否定项，违规酌情扣10~100分，违反校规按校规处理			
	职业道德（10分）	能与他人合作		3	不符合要求不得分			
		主动帮助同学		3	能主动帮助同学得3分，被动得1分			
		追求完美		4	对工作精益求精且效果明显得4分，对工作认真得3分，其余不得分			
	5S（10分）	桌面、地面整洁		5	自己的工位桌面、地面整洁无杂物得5分，不合格不得分			
		物品定置管理		5	按定置要求放置得5分，其余不得分			
	快速阅读能力（5分）			5	能快速准确明确任务要求并清晰表达得5分，能主动沟通在指导后达标得3分，其余不得分			
2. 职业能力（40分）	收集八段锦的有关知识（20分）	能快速准确收集八段锦的有关知识		20	能快速收集得20分，收集不完全得5~15分，不清楚不得分			
	收集八段锦的动作内容和动作要求（20分）	能熟悉了解八段锦的动作内容和动作要求		20	能快速收集得20分，收集不完全得5~15分，不清楚不得分			
3. 工作页完成情况（20分）	按时完成工作页（20分）	及时提交		5	按时提交得5分，迟交不得分			
		内容完成程度		5	按完成情况分别得1~5分			
		回答准确率		5	视准确率情况分别得1~5分			
		有独到的见解		5	视见解程度分别得1~5分			

续表 3-3

项次	项目要求	配分	评分细则	自评得分	小组评价	教师评价
总分						
加权平均（自评20%，小组评价30%，教师评价50%）						

教师评价签字：	组长签字：

请你根据以上打分情况，对本活动中的工作和学习状态进行总体评述（从素养的自我提升方面、职业能力的提升方面进行评述，分析自己的不足之处，描述对不足之处的改进措施）：

教师指导意见：

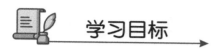

活动三 ● 制定功法调理方案：评定患者及
制订调理计划

学习目标

通过该活动，能制定出合理的功法调理方案，可通过4步完成：第一步对患者的评定，第二步确定功法调理方案，第三步制定功法调理计划表，第四步设计八段锦场地。

建议课时

4 课时。

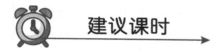

学习过程

一、对患者的评定

哪一类脊柱类亚健康患者适合习练八段锦？为什么？

二、确定功法调理方案

结合病例，根据收集的资料为该患者选定合适的功法调理方案并说明理由。

三、制定功法调理计划表

患者功法调理计划见表3-4。

表3-4　患者功法调理计划

姓名_____　性别_____　年龄_____　诊断_____

项目	内容要求	备注
亚健康类型		
运动项目		
运动目的		
运动环境		
运动次数		
运动强度		
注意事项		

四、八段锦场地的设计

1. 查阅资料,说明习练八段锦的场地要求。

2. 根据八段锦的场地要求,在校园范围内,找出合适的练习场地。

五、评价

综合素质评价见表 3-5。

表 3-5　综合素质评价

项次	项目要求		配分	评分细则	自评得分	小组评价	教师评价
1. 素养（40 分）	纪律情况（15 分）	按时到岗,不早退	5	违反规定,每次扣 5 分			
		积极思考回答问题	5	根据上课统计情况得 1~5 分			
		三有一无（有本、笔、书,无手机）	5	违反规定每项扣 3 分			
		执行教师命令	0	此为否定项,违规酌情扣 10~100 分,违反校规按校规处理			
	职业道德（10 分）	能与他人合作	3	不符合要求不得分			
		主动帮助同学	3	能主动帮助同学得 3 分,被动得 1 分			
		追求完美	4	对工作精益求精且效果明显得 4 分,对工作认真得 3 分,其余不得分			
	5S（10 分）	桌面、地面整洁	5	自己的工位桌面、地面整洁无杂物得 5 分,不合格不得分			
		物品定置管理	5	按定置要求放置得 5 分,其余不得分			
	快速阅读能力(5 分)		5	能快速准确明确任务要求并清晰表达得 5 分,能主动沟通在指导后达标得 3 分,其余不得分			

续表 3-5

项次	项目要求		配分	评分细则	自评得分	小组评价	教师评价
2. 职业能力 (40 分)	对患者的评定 (5 分)	能正确评定患者	5	能全部掌握得 5 分,部分掌握得 1~3 分,不清楚不得分			
	确定功法调理方案 (15 分)	能根据患者具体情况,制定合适的功法调理方案	15	能正确制定得 15 分,部分制定得 5~15 分,不清楚不得分			
	制定功法调理计划表 (10 分)	能制定功法调理计划表	10	能全部制定得 10 分,部分制定得 3~7 分,不清楚不得分			
	八段锦场地的设计 (10 分)	能设计合适的场地	10	能全部设计得 10 分,部分设计得 3~7 分,不清楚不得分			
3. 工作页完成情况 (20 分)	按时完成工作页 (20 分)	及时提交	5	按时提交得 5 分,迟交不得分			
		内容完成程度	5	按完成情况分别得 1~5 分			
		回答准确率	5	视准确率情况分别得 1~5 分			
		有独到的见解	5	视见解程度分别得 1~5 分			
总分							
加权平均(自评 20% ,小组评价 30% ,教师评价 50%)							

教师评价签字: 组长签字:

请你根据以上打分情况,对本活动中的工作和学习状态进行总体评述(从素养的自我提升方面、职业能力的提升方面进行评述,分析自己的不足之处,描述对不足之处的改进措施):

教师指导意见:

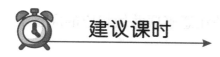

活动四　方案实施:教与学八段锦

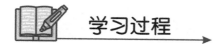

学习目标

通过该活动,能对制定出的调理方案进行实施,可通过 4 步完成:第一步场地准备,第二步习练功法前准备,第三步实施功法调理,第四步了解八段锦动作和呼吸配合方法。

建议课时

18 课时。

学习过程

一、场地准备

准备八段锦场地、服装以及音响。

二、习练功法前准备

1.查阅相关资料,以小组为单位讨论患者运动前应做好哪些准备工作?并以表格的形式展示出来(表3-6)。

表3-6 运动前准备项目记录表

准备项目		项目要求	目的	备注
心理准备				
着装准备	衣着			
	鞋袜			
身体状况	饥饱			
	大小便			
	饮水			
热身准备				
患者签字			运动日期	

2. 与患者及家属进行沟通,告知运动治疗的注意事项并做相应的准备工作。同时简要记录谈话内容。

三、实施功法调理

1. 老师示教并指出动作要点。

2. 学生以小组为单位进行分组,按制作好的功法调理计划实施。

3. 学生应用功法调理计划表。

4. 根据下图写出八段锦的动作名称及动作功效。

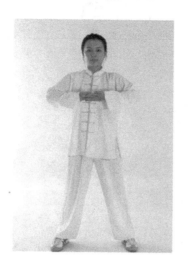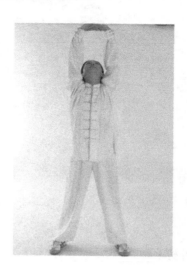

动作名称：_____

动作功效：_____

_____

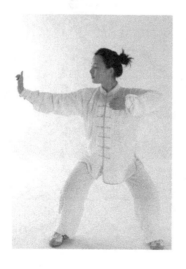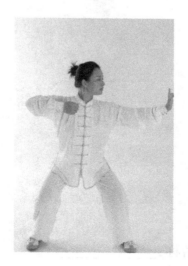

动作名称：_____

动作功效：_____

_____

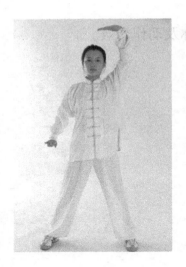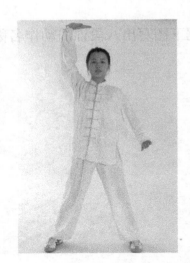

动作名称：_____

动作功效：_____

_____

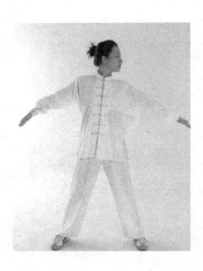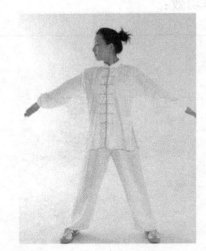

动作名称：_____

动作功效：_____

_____

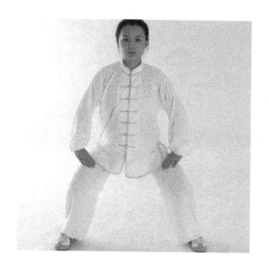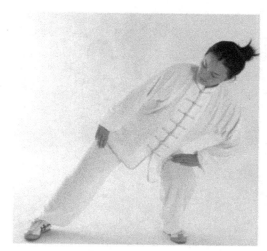

动作名称：＿＿＿＿＿＿＿＿

动作功效：＿＿＿＿＿＿＿＿＿＿＿＿＿＿＿＿＿＿＿＿＿＿＿

＿＿＿＿＿＿＿＿＿＿＿＿＿＿＿＿＿＿＿＿＿＿＿＿＿＿＿＿＿

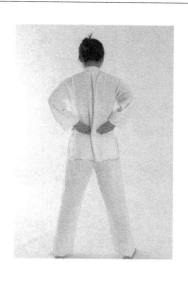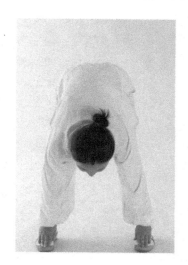

动作名称：＿＿＿＿＿＿＿＿

动作功效：＿＿＿＿＿＿＿＿＿＿＿＿＿＿＿＿＿＿＿＿＿＿＿

＿＿＿＿＿＿＿＿＿＿＿＿＿＿＿＿＿＿＿＿＿＿＿＿＿＿＿＿＿

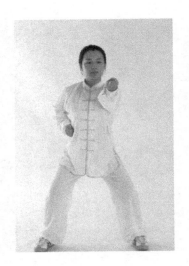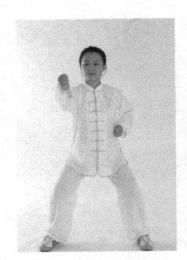

动作名称:＿＿＿＿＿＿＿

动作功效:＿＿＿＿＿＿＿＿＿＿＿＿＿＿＿＿＿＿＿＿＿＿＿＿＿＿＿

＿＿＿＿＿＿＿＿＿＿＿＿＿＿＿＿＿＿＿＿＿＿＿＿＿＿＿＿＿＿＿＿

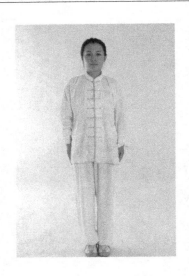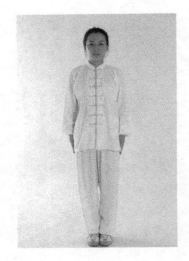

动作名称:＿＿＿＿＿＿＿

动作功效:＿＿＿＿＿＿＿＿＿＿＿＿＿＿＿＿＿＿＿＿＿＿＿＿＿＿＿

＿＿＿＿＿＿＿＿＿＿＿＿＿＿＿＿＿＿＿＿＿＿＿＿＿＿＿＿＿＿＿＿

四、八段锦动作和呼吸配合方法

1. 以小组为单位,查阅相关资料,说明八段锦动作和呼吸配合方法。

2. 以小组为单位,进行八段锦动作和呼吸相结合的练习。

五、评价

综合素质评价见表3-7。

表3-7　综合素质评价

项次	项目要求		配分	评分细则	自评得分	小组评价	教师评价
1. 素养 (40分)	纪律情况 (15分)	按时到岗,不早退	5	违反规定,每次扣5分			
		积极思考回答问题	5	根据上课统计情况得1~5分			
		三有一无(有本、笔、书,无手机)	5	违反规定每项扣3分			
		执行教师命令	0	此为否定项,违规酌情扣10~100分,违反校规按校规处理			
	职业道德 (10分)	能与他人合作	3	不符合要求不得分			
		主动帮助同学	3	能主动帮助同学得3分,被动得1分			
		追求完美	4	对工作精益求精且效果明显得4分,对工作认真得3分,其余不得分			
	5S (10分)	桌面、地面整洁	5	自己的工位桌面、地面整洁无杂物得5分,不合格不得分			
		物品定置管理	5	按定置要求放置得5分,其余不得分			
	快速阅读能力(5分)		5	能快速准确明确任务要求并清晰表达得5分,能主动沟通在指导后达标得3分,其余不得分			
2. 职业能力 (40分)	场地准备 (5分)	能按照制定好的方案准备场地	5	能完全按照要求准备场地得5分,部分达到要求得1~3分,未按照要求不得分			
	习练功法前准备 (5分)	能按照要求做好练功前的准备工作	5	能准确确定得5分,部分准确得1~3分,不准确不得分			
	实施功法调理 (20分)	能根据制定好的方案,准确规范地实施功法调理并进行展示	20	能完全掌握得20分,部分掌握得5~15分,不掌握不得分			
	八段锦动作和呼吸配合方法 (10分)	能正确掌握八段锦完整动作和呼吸配合方法(10分)	10	能完全掌握得10分,部分掌握得3~7分,不掌握不得分			

续表 3-7

项次	项目要求		配分	评分细则	自评得分	小组评价	教师评价
3. 工作页完成情况（20分）	按时完成工作页（20分）	及时提交	5	按时提交得5分,迟交不得分			
		内容完成程度	5	按完成情况分别得1~5分			
		回答准确率	5	视准确率情况分别得1~5分			
		有独到的见解	5	视见解程度分别得1~5分			
总分							
加权平均（自评20%,小组评价30%,教师评价50%）							
教师评价签字:			组长签字:				
请你根据以上打分情况,对本活动中的工作和学习状态进行总体评述(从素养的自我提升方面、职业能力的提升方面进行评述,分析自己的不足之处,描述对不足之处的改进措施):							
教师指导意见:							

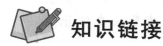

知识链接

十二段锦

　　"十二段锦"又称"文八段锦"。是道教打坐之动功,是内功的锻炼功法。十二段锦是由十二节动作组合而成的健身运动方法。原见于明代朱权《活人心法》中,名为"八段锦导引法"。后冷谦《修龄要旨》中称之为"八段锦法",但实际内容与一般所称的"八段锦"有很大的不同。由于其全部动作进行时均取坐式,所以又有"坐式八段锦"之称。清代徐文弼《寿世传真》中将此法易名为"十二段锦",

并对每节动作予以说明。咸丰年间,潘霨《卫生要术》据徐氏本收录,并略加增删。光绪年间,王祖源改《卫生要术》为《内功图说》。"十二段锦"之功法虽然简单,但健身益寿、抗老防衰之功效显著。

十二段锦适合于患慢性、虚弱性疾病者的调摄。有助于神经衰弱、慢性气管炎、食管炎、慢性胃炎、冠心病、肺气肿、溃疡病、胃下垂、腰肌劳损、慢性肾炎、肾虚腰痛等患者的康复。也可根据局部疾病重点选练数节。如耳鸣、耳聋可选练第一、二、三节;心火旺者可选练第一、四、七节;五劳七伤可选练第一、九节;腰背疾病,可选练第一、十节。

十二段锦是中国古代养生方法的杰出代表。受到明、清众多医学家、养生家的大力推崇。它吸收了中国传统文化的精华,将医疗、运动、养生有机地结合起来,以提高生命质量、完善生命状态为基本目标,提倡通过自我的运动、锻炼,来达到身、心的和谐统一。十二段锦的养生思想,系统反映了中国传统养生道法自然、内外兼修的锻炼原则。尤其是对于放松身心有良好作用。

十二段锦由十二段动作组成,动静结合。其中,静功锻炼内容包括入静、冥想等,动功锻炼内容包括坐式运用及自我按摩。练习时呼吸、导引、意念相互配合,动作柔和、自然、顺畅,形神兼备。全套动作简单、明了,易学易练。适合不同年龄的人锻炼。长期坚持锻炼可有效增进身体健康,达到防病强身的作用。

第一段锦:闭目冥心坐,握固静思神。

方法:盘腿坐在蒲团(或大方凳或床上)上,轻闭两眼,舌抵上腭,摒除心中杂念,调息(轻细无声)10 分钟。坐姿要求身体正直(脊梁挺直,腰不可软),身不可向后倚靠。

第二段锦:叩齿三十六,两手抱昆仑。

方法:上下牙齿相叩作响 36 次,有固齿的功能。"昆仑"即指头部,以两手十指相叉,抱住后脑(此时两手掌心紧掩耳门)。呼吸 9 次,气息微微不使有声(与叩齿同时做)。

第三段锦:左右鸣天鼓,二十四度闻。

方法:上式毕,呼吸 9 次。放下所叉之手,两手掌掩在两耳处,示指叠于中指之上随即用力滑下,弹在后脑上,状如击鼓(此即气功术语之"鸣天鼓"),左右指同时弹击 24 次。

第四段锦:微摆摇天柱。

方法:低头扭颈向左右侧视,肩也随之左右摇摆,各 24 次。

第五段锦:赤龙搅水津,鼓漱三十六,神水满口匀。一口分三咽,龙行虎自奔。

方法:以舌在口中上下左右搅动,使生津液,然后在口中鼓漱 36 次,分作 3 次咽下,要汩汩有声。

第六段锦:闭气搓手热,背摩后精门。

方法:吸气一口,停闭不呼出,两手互搓至发热,急分开摩擦背后"精门",一面摩擦一面呼气,反复练 26 次,做完后收手握固。

第七段锦:尽此一口气,想火烧脐轮。

方法:吸气后闭气,用意念引此气向下行至神阙,觉神阙穴发热后,则将气由鼻徐徐放出,如此做 21 次。

第八段锦:左右辘轳转。

方法:弯曲两臂,先以左手连肩圆转(用摇辘轳状)36 次,然后再以右手也依法行之。

第九段锦:两脚放舒伸,叉手双虚托。

方法:两脚自然前伸,两手指交叉反掌向上托。托时要用力,好似向上托举重物一般,托后缓缓放下,收于额前,连续上托 9 次。

第十段锦:低头攀足顿。

方法:两手向前伸,握住双足,用力扳,扳时身体向前倾,头向下低,做 12 次,做完后仍收腿盘膝而坐,收手握固。此式抻筋拔骨,壮腰健肾。

第十一段锦:以侯神水至,再漱再吞津。如此三度毕,神水九次吞,咽下汩汩响,百脉自调匀。

方法:舌抵上腭,闭目静坐,待津液满口时,再鼓漱 36 次,作 6 次咽下。前次一度(即第五段锦),此次两度,所以说"如此三度毕,神水九次吞"。

第十二段锦:河车搬运毕,想发火烧身。金块十二段。子后午前行。勤行无间断,万疾化为尖。

方法:意念脐下丹田似有一团热气,将此热气引导下行,冲过会阴穴,过尾闾,沿后背上升腰间命门穴,再升至脊背、后脑(玉枕穴)、头顶心(百会穴),然后顺着两太阳穴、经耳根前、面颊降至喉头、心窝(膻中),再下行至神阙,归于下丹田。存想此一团热气如发火烧身,行至何处,热至何处,一吸一呼,可存想热气从身前到身后,上升头顶,再沿任脉降下,完成一个循环。这最后一式初练时,每次5～10分钟,随着功夫的逐步加深,时间自然会延长,能坐多久就坐多久,实在坐不住了,就收功,缓缓睁开双眼,下坐,再散步几分钟就全部练完了。

　　最后提醒练此功者,每月阴历三十日晚上不要练功,饮食宜清淡、富有营养,夜晚练功后如感到腹饥,应吃点东西。另外所谓子后午前行,是指最好在子时以后午时之前修炼。古人养生理念的根本之一是阴阳学说,认为人体的运行应该符合天地中阴阳二气的变化。子时到午时正是由阴转阳的过程,正是由柔弱到强健的过程,符合"生";而由午时到子时,则是由阳转阴,由强健转为柔弱,是不符合锻炼养生的目的。从中国传统气功中的养气来说也是上午最好,一般下午只适合静坐冥思。

活动五 ●**总结与拓展:中医与八段锦的养生关系**

学习目标

通过该活动,能对任务进行总结与评价,可通过 3 步完成:第一步纠正八段锦练习中的错误动作,第二步总结并展示自己的练习结果,第三步掌握中医与八段锦的养生关系。

建议课时

2 课时。

学习过程

一、纠正八段锦练习中的错误动作

以小组为单位,根据各组练习结果,说出八段锦易犯错误有哪些。

二、总结并展示自己的练习结果

以小组或个人为单位,分别展示自己的练习结果。

三、中医与八段锦的养生关系

查阅资料,说出中医与八段锦有哪些养生关系。

四、评价

综合素质评价见表3-8。

表3-8　综合素质评价

项次	项目要求		配分	评分细则	自评得分	小组评价	教师评价
1. 素养 (40分)	纪律情况 (15分)	按时到岗,不早退	5	违反规定,每次扣5分			
		积极思考回答问题	5	根据上课统计情况得1~5分			
		三有一无(有本、笔、书,无手机)	5	违反规定每项扣3分			
		执行教师命令	0	此为否定项,违规酌情扣10~100分,违反校规按校规处理			
	职业道德 (10分)	能与他人合作	3	不符合要求不得分			
		主动帮助同学	3	能主动帮助同学得3分,被动得1分			
		追求完美	4	对工作精益求精且效果明显得4分,对工作认真得3分,其余不得分			
	5S (10分)	桌面、地面整洁	5	自己的工位桌面、地面整洁无杂物得5分,不合格不得分			
		物品定置管理	5	按定置要求放置得5分,其余不得分			
	快速阅读能力(5分)		5	能快速准确明确任务要求并清晰表达得5分,能主动沟通在指导后达标得3分,其余不得分			

续表 3-8

项次	项目要求		配分	评分细则	自评得分	小组评价	教师评价
2. 职业能力(40分)	纠正错误动作(10分)	能纠正练习八段锦易犯错误动作	10	能完全按照要求纠正得10分,部分纠正得3~7分,纠正不正确不得分			
	总结并展示自己的练习结果(20分)	熟练掌握八段锦	20	能完全掌握得20分,不能完全掌握得5~15分,不掌握不得分			
	中医与八段锦的养生关系(10分)	能掌握中医与八段锦的养生关系	10	能完全掌握得10分,部分掌握得3~7分,掌握不正确不得分			
3. 工作页完成情况(20分)	按时完成工作页(20分)	及时提交	5	按时提交得5分,迟交不得分			
		内容完成程度	5	按完成情况分别得1~5分			
		回答准确率	5	视准确率情况分别得1~5分			
		有独到的见解	5	视见解程度分别得1~5分			
总分							
加权平均(自评20%,小组评价30%,教师评价50%)							

教师评价签字:		组长签字:

请你根据以上打分情况,对本活动中的工作和学习状态进行总体评述(从素养的自我提升方面、职业能力的提升方面进行评述,分析自己的不足之处,描述对不足之处的改进措施):

教师指导意见:

任务四　六字诀在呼吸系统疾病调理中的应用

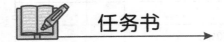

学习目标

1. 能掌握呼吸系统疾病的有关知识。正确运用六字诀。

2. 能熟悉了解六字诀的基本知识,熟练掌握六字诀。

3. 能灵活使用各种工具查阅资料,有团队合作精神和主动解决问题的能力。

4. 形成爱岗敬业的态度和社会责任感。

任务书

【情景描述】

求助者刘女士,56岁,退休工人。求助者描述自己46岁时身体开始虚弱,经常感冒,并引发支气管炎,尔后一年比一年加重,哮喘越发厉害,其间多次求医问诊,终未见效。病情发展至前两年呼吸更加困难,经检查确认为肺气肿,病情发展到这个地步,不得不每年住院两次,靠输液维持。而且影响了正常的生活和工作,多方求医,吃药打针不断,病未好转把胃也搞坏了。最后不得不因病离开了工作岗位。求助者通过朋友得知功法可以调理自己的病症,请求给予帮助。

建议课时

活动名称与课时安排见表4-1。

表 4-1　活动名称与课时安排

活动序号	活动名称	课时安排	备注
1	获取任务	2	
2	资料收集	2	
3	制定功法调理方案	4	
4	方案实施	18	
5	总结与拓展	2	

活动一 ◎ 获取任务:六字诀对呼吸系统疾病的作用

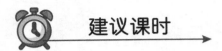

学习目标

通过该活动,我们要明确"六字诀在呼吸系统疾病调理中的应用"中任务的工作要求,获取任务,了解有关知识。

建议课时

2 课时。

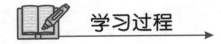

学习过程

一、识读任务书

1. 请同学们阅读案例,并查阅资料完成下列内容。

(1)呼吸系统疾病的分类有哪些?

(2)简述该患者的症状。

（3）简述呼吸系统疾病患病的相关因素。

二、呼吸系统疾病的防治知识

查阅资料，选出 5 种呼吸系统疾病并描述它们的防治知识。

三、六字诀对呼吸系统疾病的作用

查阅资料，找出六字诀对呼吸系统疾病的作用有哪些。

四、评价

综合素质评价见表4-2。

表4-2　综合素质评价

项次		项目要求		配分	评分细则	自评得分	小组评价	教师评价
1. 素养 (40分)	纪律情况 (15分)		按时到岗,不早退	5	违反规定,每次扣5分			
			积极思考回答问题	5	根据上课统计情况得1~5分			
			三有一无(有本、笔、书,无手机)	5	违反规定每项扣3分			
			执行教师命令	0	此为否定项,违规酌情扣10~100分,违反校规按校规处理			
	职业道德 (10分)		能与他人合作	3	不符合要求不得分			
			主动帮助同学	3	能主动帮助同学得3分,被动得1分			
			追求完美	4	对工作精益求精且效果明显得4分,对工作认真得3分,其余不得分			
	5S (10分)		桌面、地面整洁	5	自己的工位桌面、地面整洁无杂物得5分,不合格不得分			
			物品定置管理	5	按定置要求放置得5分,其余不得分			
	快速阅读能力(5分)			5	能快速准确明确任务要求并清晰表达得5分,能主动沟通在指导后达标得3分,其余不得分			
2. 职业能力 (40分)	识读任务书 (20分)		病历认知	20	能全部掌握得20部分,掌握得5~15分,不清楚不得分			
	呼吸系统疾病的防治知识 (10分)		能掌握呼吸系统疾病的防治知识	10	能全部掌握得10分,部分掌握得3~7分,不清楚不得分			
	六字诀对呼吸系统疾病的作用 (10分)		能掌握六字诀对呼吸系统疾病的作用	10	能全部掌握得10分,部分掌握得3~7分,不清楚不得分			

续表4-2

项次	项目要求		配分	评分细则	自评得分	小组评价	教师评价
3.工作页完成情况（20分）	按时完成工作页（20分）	及时提交	5	按时提交得5分,迟交不得分			
		内容完成程度	5	按完成情况分别得1~5分			
		回答准确率	5	视准确率情况分别得1~5分			
		有独到的见解	5	视见解程度分别得1~5分			
总分							
加权平均（自评20%,小组评价30%,教师评价50%）							
教师评价签字:　　　　　　　　　　　组长签字:							
请你根据以上打分情况,对本活动中的工作和学习状态进行总体评述(从素养的自我提升方面、职业能力的提升方面进行评述,分析自己的不足之处,描述对不足之处的改进措施):							
教师指导意见:							

活 动 二 ● **资料收集:六字诀有关知识**

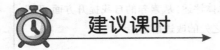 **学习目标**

通过该活动,能掌握六字诀的有关知识,可通过 2 步完成:第一步收集六字诀的有关知识,第二步收集六字诀的动作名称和动作要求。

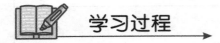 **建议课时**

2 课时。

学习过程

一、六字诀的有关知识

1. 简述六字诀的起源。

2. 简述六字诀的功法特点。

3. 简述六字诀的养生作用。

二、六字诀的动作名称和动作要求

1.简述六字诀的动作名称。

2.简述六字诀的动作要求。

3.六字诀的注意事项

（1）呼吸要求：

（2）意念要求：

（3）技术要领：

4. 简述练习六字诀功法的目的。

三、评价

综合素质评价见表4-3。

表4-3 综合素质评价

项次	项目要求		配分	评分细则	自评得分	小组评价	教师评价
1. 素养 (40分)	纪律情况 (15分)	按时到岗，不早退	5	违反规定，每次扣5分			
		积极思考回答问题	5	根据上课统计情况得1~5分			
		三有一无（有本、笔、书，无手机）	5	违反规定每项扣3分			
		执行教师命令	0	此为否定项，违规酌情扣10~100分，违反校规按校规处理			
	职业道德 (10分)	能与他人合作	3	不符合要求不得分			
		主动帮助同学	3	能主动帮助同学得3分，被动得1分			
		追求完美	4	对工作精益求精且效果明显得4分，对工作认真得3分，其余不得分			
	5S (10分)	桌面、地面整洁	5	自己的工位桌面、地面整洁无杂物得5分，不合格不得分			
		物品定置管理	5	按定置要求放置得5分，其余不得分			
	快速阅读能力(5分)		5	能快速准确明确任务要求并清晰表达得5分，能主动沟通在指导后达标得3分，其余不得分			

续表 4-3

项次	项目要求		配分	评分细则	自评得分	小组评价	教师评价
2. 职业能力（40 分）	六字诀的基本知识（20 分）	了解六字诀基本知识	20	能全部掌握得 20 分,部分掌握得 5～15 分,不清楚不得分			
	六字诀有关知识（20 分）	能了解六字诀的有关知识	20	能全部掌握得 20 分,部分掌握得 5～15 分,不清楚不得分			
3. 工作页完成情况（20 分）	按时完成工作页（20 分）	及时提交	5	按时提交得 5 分,迟交不得分			
		内容完成程度	5	按完成情况分别得 1～5 分			
		回答准确率	5	视准确率情况分别得 1～5 分			
		有独到的见解	5	视见解程度分别得 1～5 分			
总分							
加权平均(自评 20% ,小组评价 30% ,教师评价 50%)							

教师评价签字：　　　　　　　　　　　　　组长签字：

请你根据以上打分情况,对本活动中的工作和学习状态进行总体评述(从素养的自我提升方面、职业能力的提升方面进行评述,分析自己的不足之处,描述对不足之处的改进措施)：

教师指导意见：

活动三 ◉ 制定功法调理方案:评定患者及制订调理计划

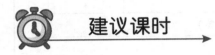 **学习目标**

通过该活动,能制定出合理的功法调理方案,可通过 4 步完成:第一步对患者的评定,第二步功法评价表的制定,第三步收集六字诀功法调理的相关知识,第四步六字诀场地的设计。

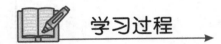 **建议课时**

4 课时。

学习过程

一、对患者的评定

1.查阅资料,找出哪一类患者适合使用六字诀来进行调理,为什么?

2.查阅资料,找出哪一类患者不适合使用六字诀来进行调理,为什么?

二、功法评价表的制定

根据六字诀的动作要求和动作标准、人数、服装、队列队形、精神面貌、动作规范等,制定一个功法评价表。

三、六字诀功法调理的相关知识

1. 六字诀的六个字分别对应哪些五行五脏?

嘘字诀:

呵字诀:

呼字诀:

呬字诀:

吹字诀:

嘻字诀:

2. 查阅资料,与组员相互讨论如何理解六字诀中的六个字。

四、六字诀场地的设计

1. 查阅资料,说明练六字诀的场地要求。

2.根据六字诀的场地要求,在校园范围内,找出合适的练习场地。

五、评价

综合素质评价见表4-4。

表4-4　综合素质评价

项次	项目要求		配分	评分细则	自评得分	小组评价	教师评价
1.素养(40分)	纪律情况(15分)	按时到岗,不早退	5	违反规定,每次扣5分			
		积极思考回答问题	5	根据上课统计情况得1~5分			
		三有一无(有本、笔、书,无手机)	5	违反规定每项扣3分			
		执行教师命令	0	此为否定项,违规酌情扣10~100分,违反校规按校规处理			
	职业道德(10分)	能与他人合作	3	不符合要求不得分			
		主动帮助同学	3	能主动帮助同学得3分,被动得1分			
		追求完美	4	对工作精益求精且效果明显得4分,对工作认真得3分,其余不得分			
	5S(10分)	桌面、地面整洁	5	自己的工位桌面、地面整洁无杂物得5分,不合格不得分			
		物品定置管理	5	按定置要求放置得5分,其余不得分			
	快速阅读能力(5分)		5	能快速准确明确任务要求并清晰表达得5分,能主动沟通在指导后达标得3分,其余不得分			

续表 4-4

项次		项目要求	配分	评分细则	自评得分	小组评价	教师评价
2. 职业能力（40分）	对患者的评定（10分）	能对患者正确评定	10	能全部掌握得10分,部分掌握得3~7分,不清楚不得分			
	功法调理计划表的制定（10分）	能制定功法调理计划表	10	能全部掌握得10分,部分掌握得3~7分,不清楚不得分			
	六字诀功法调理的相关知识（10分）	能正确收集六字诀功法的相关知识	10	能全部掌握得10分,部分掌握得3~7分,不清楚不得分			
	六字诀场地的设计（10分）	能正确设计功法场地	10	能全部掌握得10分,部分掌握得3~7分,不清楚不得分			
3. 工作页完成情况（20分）	按时完成工作页（20分）	及时提交	5	按时提交得5分,迟交不得分			
		内容完成程度	5	按完成情况分别得1~5分			
		回答准确率	5	视准确率情况分别得1~5分			
		有独到的见解	5	视见解程度分别得1~5分			
总分							
加权平均（自评20%,小组评价30%,教师评价50%）							

教师评价签字:	组长签字:

请你根据以上打分情况,对本活动中的工作和学习状态进行总体评述(从素养的自我提升方面、职业能力的提升方面进行评述,分析自己的不足之处,描述对不足之处的改进措施):

教师指导意见:

活动四　方案实施：教与学六字诀

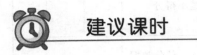

学习目标

通过该活动，能对制定出的调理方案进行实施，可通过 4 步完成：第一步场地的准备，第二步实施功法调理，第三步掌握六字诀动作和呼吸配合方法，第四步功法评价表的认知。

建议课时

18 课时。

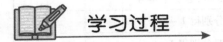

学习过程

一、场地准备

准备六字诀的场地、服装及音响。

二、实施功法调理

1. 以小组为单位，进行六字诀的学习。

2. 根据下图写出六字诀的动作名称及动作功效。

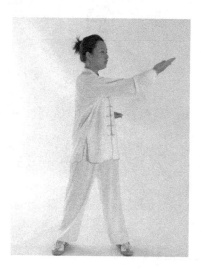

动作名称：_____

动作功效：_____

_____

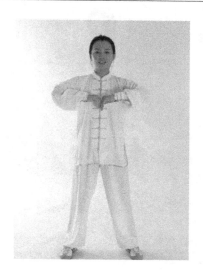

动作名称：_____

动作功效：_____

_____

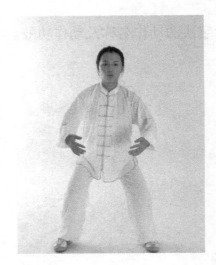

动作名称：＿＿＿＿＿＿＿＿

动作功效：＿＿＿＿＿＿＿＿＿＿＿＿＿＿＿＿＿＿＿＿＿＿＿＿＿＿＿＿

＿＿＿＿＿＿＿＿＿＿＿＿＿＿＿＿＿＿＿＿＿＿＿＿＿＿＿＿＿＿＿＿＿＿

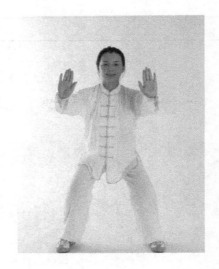

动作名称：＿＿＿＿＿＿＿＿

动作功效：＿＿＿＿＿＿＿＿＿＿＿＿＿＿＿＿＿＿＿＿＿＿＿＿＿＿＿＿

＿＿＿＿＿＿＿＿＿＿＿＿＿＿＿＿＿＿＿＿＿＿＿＿＿＿＿＿＿＿＿＿＿＿

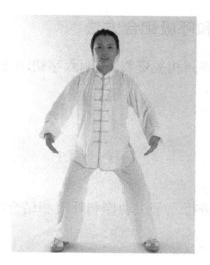

动作名称：_____
动作功效：_____

_____

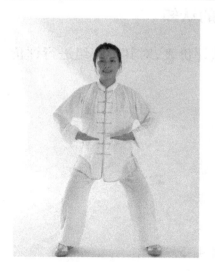

动作名称：_____
动作功效：_____

_____

三、六字诀动作和呼吸配合方法

1. 以小组为单位,查阅相关资料,说明六字诀动作和呼吸配合方法。

2. 以小组为单位,进行六字诀动作和呼吸相结合的练习。

四、功法评价表的认知

通过制定好的功法评价表,对其他小组进行评价。

五、评价

综合素质评价见表4-5。

表4-5　综合素质评价

项次	项目要求		配分	评分细则	自评得分	小组评价	教师评价
1. 素养（40分）	纪律情况（15分）	按时到岗,不早退	5	违反规定,每次扣5分			
		积极思考回答问题	5	根据上课统计情况得1~5分			
		三有一无（有本、笔、书,无手机）	5	违反规定每项扣3分			
		执行教师命令	0	此为否定项,违规酌情扣10~100分,违反校规按校规处理			
	职业道德（10分）	能与他人合作	3	不符合要求不得分			
		主动帮助同学	3	能主动帮助同学得3分,被动得1分			
		追求完美	4	对工作精益求精且效果明显得4分,对工作认真得3分,其余不得分			
	5S（10分）	桌面、地面整洁	5	自己的工位桌面、地面整洁无杂物得5分,不合格不得分			
		物品定置管理	5	按定置要求放置得5分,其余不得分			
	快速阅读能力(5分)		5	能快速准确明确任务要求并清晰表达得5分,能主动沟通在指导后达标得3分,其余不得分			
2. 职业能力（40分）	场地准备（5分）	能按照制定好的方案准备场地	5	能全部掌握得5分,部分掌握得1~3分,不清楚不得分			
	六字诀的学习（20分）	能按照制定好的方案进行六字诀的学习	20	能全部掌握得20分,部分掌握得5~15分,不清楚不得分			
	六字诀动作和呼吸配合方法（10分）	能正确掌握六字诀完整动作和呼吸配合方法	10	能全部掌握得10分,部分掌握得3~7分,不清楚不得分			
	功法评价表的认知（5分）	使用制定的功法评价表	5	能全部掌握得5分,部分掌握得1~3分,不清楚不得分			

续表 4-5

项次	项目要求		配分	评分细则	自评得分	小组评价	教师评价
3. 工作页完成情况(20分)	按时完成工作页(20分)	及时提交	5	按时提交得5分,迟交不得分			
		内容完成程度	5	按完成情况分别得1~5分			
		回答准确率	5	视准确率情况分别得1~5分			
		有独到的见解	5	视见解程度分别得1~5分			
总分							
加权平均(自评20%,小组评价30%,教师评价50%)							

教师评价签字:	组长签字:

请你根据以上打分情况,对本活动中的工作和学习状态进行总体评述(从素养的自我提升方面、职业能力的提升方面进行评述,分析自己的不足之处,描述对不足之处的改进措施):

教师指导意见:

活动五 ● 总结与拓展：中医与六字诀的养生关系

学习目标

通过该活动，能对任务进行总结与评价，可通过 3 步完成：第一步纠正六字诀练习中的错误动作，第二步总结并展示自己的练习结果，第三步掌握中医与六字诀的养生关系。

建议课时

2 课时。

学习过程

一、纠正六字诀练习中的错误动作

以小组为单位，根据各组练习结果，说出六字诀易犯错误有哪些。

二、总结并展示自己的练习结果

以小组或个人为单位，总结并展示自己的练习结果。

三、中医与六字诀的养生关系

查阅资料,说出中医与六字诀有哪些养生关系。

四、评价

综合素质评价见表4-6。

表4-6 综合素质评价

项次	项目要求		配分	评分细则	自评得分	小组评价	教师评价
1.素养(40分)	纪律情况(15分)	按时到岗,不早退	5	违反规定,每次扣5分			
		积极思考回答问题	5	根据上课统计情况得1~5分			
		三有一无(有本、笔、书,无手机)	5	违反规定每项扣3分			
		执行教师命令	0	此为否定项,违规酌情扣10~100分,违反校规按校规处理			
	职业道德(10分)	能与他人合作	3	不符合要求不得分			
		主动帮助同学	3	能主动帮助同学得3分,被动得1分			
		追求完美	4	对工作精益求精且效果明显得4分,对工作认真得3分,其余不得分			
	5S(10分)	桌面、地面整洁	5	自己的工位桌面、地面整洁无杂物得5分,不合格不得分			
		物品定置管理	5	按定置要求放置得5分,其余不得分			
	快速阅读能力(5分)		5	能快速准确明确任务要求并清晰表达得5分,能主动沟通在指导后达标得3分,其余不得分			

续表 4-6

项次	项目要求		配分	评分细则	自评得分	小组评价	教师评价
2.职业能力(40分)	纠正错误动作(10分)	能纠正练习六字诀易犯错误动作	10	能全部掌握得10分,部分掌握得3~7分,不清楚不得分			
	分别展示自己的练习结果(20分)	以小组或个人为单位,分别展示自己的练习结果	20	能全部掌握得20分,部分掌握得3~15分,不清楚不得分			
	中医与六字诀的养生关系(10分)	能掌握中医与六字诀的养生关系	10	能全部掌握得10分,部分掌握得3~7分,不清楚不得分			
3.工作页完成情况(20分)	按时完成工作页(20分)	及时提交	5	按时提交得5分,迟交不得分			
		内容完成程度	5	按完成情况分别得1~5分			
		回答准确率	5	视准确率情况分别得1~5分			
		有独到的见解	5	视见解程度分别得1~5分			
总分							
加权平均(自评20%,小组评价30%,教师评价50%)							

教师评价签字:　　　　　　　　　　　　　　组长签字:

请你根据以上打分情况,对本活动当中的工作和学习状态进行总体评述(从素养的自我提升方面、职业能力的提升方面进行评述,分析自己的不足之处,描述对不足之处的改进措施):

教师指导意见:

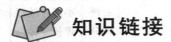

知识链接

导引养生功十二法

预备势

开步站立,周身放松。

要求:两眼轻闭或平视前方,舌抵上腭,上下牙齿相合。两手叠于丹田,男、女均左手在里,默念练功口诀"夜阑人静万虑抛,意守丹田封七窍。呼吸徐缓搭鹊桥,身轻如燕飘云霄"。

口诀默念完毕,将两手垂于体侧,眼平视前方。

很多练功者十分注重对功法动作的模仿和熟练,但对于预备势却往往不甚重视。这样的结果很容易造成整套功法演练得散漫,失去了健身气功本来的风貌。

所谓预备势,是对练功者正式进入练功状态的身心调整。只有通过预备势做到了身心调整的状态,并在整个练功过程中保持这种状态,才算是达到了预备势锻炼的目的。

对应健身气功的意、气、形,应从3个方面做好预备势。

一是通过预备势把身体调整到周身中正的状态。预备势中的"双膝微屈,松静站立""头正颈直,下颌微收""含胸拔背,松腰敛臀"等,都是对身体外形的要求,但实质是为了要做到百会穴与会阴穴呈一直线,这才是周身中正的关键之处。

二是通过预备势把呼吸调整到深长匀细的状态。俗话说"形不正则气不顺",预备势中形体的中正在某种程度上也是对呼吸的调节,再加上强调呼吸的自然,因此呼吸也就比较容易调节好了。

三是通过预备势把散乱的心意调整到专一的状态。预备势中强调"目光内含"这一点极为重要。"目为心之先锋""其机在目",通过目光内含可以很好地宁神静气。若做预备势动作时,练功者还在目光四顾或睁大眼睛,"心猿不定,意马四驰",这时练功者必然心意散乱而不专注练功,神驰气散而不易归元。

当然,练好预备势并不是一蹴而就的,而应需要一个时间过程,下一番苦功夫的,但预备势的重要性,值得我们付出时间和汗水。

第一式　乾元启运

强调"逢动必旋",两臂内旋、两掌左右分撑时拇指须稍用力,以助臂的旋转幅度。有助于畅通手太阴肺经和手阳明大肠经,对伤风感冒、支气管炎等呼吸系统疾病有一定的防治作用。

下蹲之深度因人而异,不宜强求一致。默读"呼"音或意守丹田。

意守丹田,既便于排除杂念,净化大脑,又有助于补中益气,扶正培本,增强体质,提高身体抵抗力;呼吸六字诀云:"呼音与脾相配属。"故默读"呼"音,有助于和胃健脾。

第二式　双鱼悬阁

此式第1、第2两拍,每拍宜吸、呼各1次,并宜做到深长徐缓。

第2拍,功法要求上步时绷脚,落步时勾脚,其实是活动踝关节,而踝关节正是"原穴"所在处。因此,功法中有规律地活动踝关节,既可以增强经络运行气血、协调阴阳的生理功能,又可以提高经络抗御病邪、反映证候的病理功能,还可以加强经络传导感应、调整虚实的防治功能,从而收到维护正气、内安五脏、强身健体的效果。

身体旋转以腰为轴带动两掌。切脉时,无名指、中指、示指分别用指腹置于寸、关、尺部位(寸、关、尺三部指寸口而言,以掌后高骨处为关部,关前为寸,关后为尺)。呼吸不滞,动作连贯,上下肢协调一致。默读"呼"音或意守丹田(指关元)。

本式功法有助于提高肺功能,缓解咳喘等呼吸系统疾病;有助于提高脾胃功能,缓解消化不良、胃脘痛等消化系统疾病;有助于提高肾功能,对生殖、泌尿系统疾病有一定作用。

第三式　老骥伏枥

此式第1、第2两拍,每拍宜吸、呼各1次,并宜做到深长徐缓。

两掌握拳屈肘于胸前时,应以中指端点抠劳宫。点抠劳宫有益于提高心功能,对高血压、冠心病亦有一定缓解效果。

马步姿势之高低,因人而异,但勾手屈腕宜充分,并做到"商商相接",即五指中的小指、无名指和中指自然背屈,示指自然伸开,大拇指内侧的少商贴在示指的商阳穴处,但此时少商和商阳并没有接通,只有少商和商阳相互捏压时,我们才能说这种勾手为"商商相接"。"商商相接"的主要目的就是要接通手太阴肺经与手阳明大肠经,使二经在手臂形成一个周天,我们称之为"臂周天"。"臂周天"

的形成是为了激发、启动肺经、大肠经之井穴(少商和商阳),促使其二经脉气血周流。

屈腕呈勾手和叠腕、卷指的动作,由于对肺经原穴太渊、心包经原穴大陵、心经原穴神门有按摩作用,故有助于强心益肺,补中气,壮元气,即扶植正气,强身健体。

默读"呬"音或以意识引导动作或意守太渊。吐"呬"音有助于益肺。

第四式　纪昌贯虱

心得:做第1拍"两掌前推"时,宜起于根,顺于中,达于梢。做第2拍"身体左转"时,上体宜正直,脚跟侧蹬切勿拔起。侧蹬时前脚掌要微微用力,以捻动涌泉穴。做第3拍时,重心宜下沉;眼先环视左掌,当身体转正时,再兼视两掌。做第4拍时,百会上顶,沉肩垂肘带手下落,将气沉入丹田。要求两手握拳收于腰间及拉弓射箭时,中冲要瞬间点抠劳宫,中冲点抠劳宫有助于清心降火,有益于提高心功能,对高血压、冠心病有一定的缓解效果。精神集中,意守命门。意守命门和脚跟侧蹬捻动涌泉,激活肾经的源头,从而使肾经的经气源源不断地发出,有助于滋阴补肾、固肾壮腰。

第五式　躬身掸靴

心得:精神集中,意守命门。身体尽量舒展,幅度宜大,躬身掸靴时两腿伸直。但初学者和病患者可因人而异。身体直起宜缓慢进行,速度均匀。两手握拳收于腰间时,中冲也同样要瞬间点抠劳宫。中冲点抠劳宫有助于清心降火,有益于提高心功能,对高血压、冠心病有一定缓解效果。高血压患者练习此势时,定要将头抬起。

人体前躬可作用于腰部和贯脊属肾的督脉,而腰为肾府,乃肾之精气所濡养之所,根据阴阳学说可知,时肾与膀胱相表里,而膀胱经又经过腰部。此外,督、冲、带诸脉亦分布于腰部。因此,经常习练"躬身掸靴",有助于滋养肾阴、温补肾阳、纳气归肾、固肾壮腰、健脑增智。

第六式　犀牛望月

精神集中,意守命门。转腰幅度宜大,髋胯下沉,左膝或右膝前跪(指起势方向),后腿蹬直,后脚跟不得离地。侧蹬时前脚掌要微微用力,以捻动涌泉穴。两掌握拳时,中冲瞬间点抠劳宫。两臂旋转幅度宜大,速度均匀,切勿端肩、忽快忽慢。

　　此式通过转颈旋腰,有助于疏松颈项部和腰背部的肌肉、松解其粘连,缓解肩、肘、腕、颈、背、腰等部位的疼痛;畅通手三阴、手三阳经脉,有助于强心益肺、通调三焦、润肠化结;意守命门和脚跟侧蹬捻动涌泉,激活肾经的源头,从而使肾经的经气源源不断地发出,有助于滋阴补肾、固肾壮腰。

第七式　芙蓉出水

　　注意:第1拍卷指、弹甲(指甲)时,肩、肘、腕、指等各部要连贯不滞,"工于梢节",儒雅大方。第2拍两腿下蹲呈盘根步时,两臂一侧屈于胯旁,一侧挽回胸前,宜上下一致、手足相顾,既如莲藕茎盘地下,又似芙蓉(莲荷)飘摇飞舞,轻松自如。第3拍,随着身体直起,两掌根相靠上托,象征着阵阵微风中吹拂着的荷花,从清池水面中浮起。第4拍,左脚并步,宜百会上顶,沉肩顺项,沉肘带手垂于体侧。默读"呬"音或意守太渊。

　　主要作用:疏通手三阴经和手三阳经脉,有助于强心益肺、润肠化结、调理三焦等;疏通足三阴经和足三阳经脉,有助于和胃健脾、疏肝利胆、固肾壮腰。此式为全身性运动,有助于提高五脏六腑功能。

第八式　金鸡报晓

　　注意:精神集中,意守丹田(这里指关元);上下肢协调一致、轻松柔和,潇洒飘逸;呈独立势时,支撑脚五趾抓地,百会上顶,眼看远方,而同时屈膝后伸之腿,脚面绷平,脚底朝上;两勾手屈腕侧摆和屈腕上提时,宜舒胸展体,舒展大方,身体呈反弓形,眼平视前方;呼气时,轻吐"吹"音。

　　脚跟拔起,压迫涌泉,有助于激发、启动足少阴肾经,滋阴补肾;呈勾上摆,变掌下按,有助于疏通手三阴、手三阳之原穴、通经活络、颐养心肺、疏导三焦;吐"吹"音,有助于滋阴补肾。

第九式　平沙落雁

　　精神集中,意守劳宫;起吸落呼,周身放松;盘根步两腿内侧相靠;年老体弱多病者,可将动作难度降低,盘根步可做成歇步;呼气时,轻吐"呵"音。

　　意守劳宫,有助于通调手厥阴心包经,舒缓心脏,平调血液;两腿屈伸、下蹲盘根的动作,有助于畅通足三阴、足三阳经脉,对脾、胃、肝、胆、膀胱、肾等脏腑功能的提高有一定作用;吐"呵"音,有助于舒缓心脏。

第十式　云端白鹤

第1拍,跷趾充分、合谷捻揉大包穴时,宜舒胸直背,百会上顶。第2拍,两腿下蹲,腿部内侧宜相靠;两掌左右分摆时,宜从左右两腕相靠开始,掌指依次卷曲,要求做到"四折",即卷指、弹甲(指甲)时,腕、掌背、指等各部要连贯不滞,连绵不断。做第3拍时,百会上顶,带动整个身躯向上,两手抖腕亮掌时,中指端与肩髃穴上下基本对齐。做第4拍时,沉肩垂肘带手下落,将气沉入丹田;精神集中,意守丹田(指关元)。

脚趾上跷,压迫足少阴肾经之井穴涌泉,故有助于激发和启动其经脉,滋阴补肾;合谷捻大包,既有助于润肠化结,又有助于和胃健脾;两手头上抖腕亮掌,有助于通调三焦、疏通水道。

十一式　凤凰来仪

做第1拍,百会要上顶,身体中正,以腰脊之转动带动两臂侧分、前摆。第2拍,由虚步变成前腿伸直,后脚跟提起的动作,要体现连贯圆活的特点,要求上步时要绷脚,落步时要勾脚,目的主要是刺激"原穴",加强自我按摩,两勾手的屈腕宜短暂,并稍用力,而且要注意"商商相接",即五指中的小指、无名指和中指自然背屈,示指自然伸开,大拇指内侧的少商贴在示指的商阳穴处,但此时少商和商阳并没有接通,只有少商和商阳相互捏压时,我们才能说这种勾手为"商商相接"。第3拍,随着吸气,提肛(其实是提会阴穴),收腹,重心后移,前脚尖一定要跷起,身体转正,眼兼视两掌,动作不停,两掌随两臂内旋经胸前、面前左右分掌时,宜舒胸直背,松腰敛臀;随着呼气,松腹松肛,左脚向右脚并拢,宜百会上顶带动整个身体逐渐直起;意守丹田,轻吐"呼"音。

主要作用:转身旋臂,有助于畅通任、督及手三阴、手三阳经脉。故有助于改善心、肺、大肠、小肠等脏腑的功能。脚趾上跷,对足三阴、三阳经之井穴、原穴产生良性刺激,故有助于提高肝胆、脾胃、膀胱、肾等脏腑的功能。吐"呼"音,有助于和胃健脾。

第十二式　气息归元

要精神集中,意守采气归于关元;吸气时,百会上顶;呼气时,松腰敛臀,身体中正,周身放松;两掌内收回抱采日月精华时,注意气路由宽变窄,促使气流加速。同时,要注意,男性左手在里,女性右手在里,眼平视前方。

主要作用:"关元"位于任脉之上,属丹田之一穴。它是足三阴经与任脉的交会穴,又是小肠的募穴。中医称之为"长寿大穴",具有显著的保健作用。

故以意引气归关元,有助于壮中气、补元气,滋养脏腑,平调阴阳。

收势

体会:做一套完整的功法,收功是不可缺少的重要一环,对练功功效的取得举足轻重,促使"颗粒归仓",达到练功目的。任何一种健身气功功法,虽功法不同,练法有异,收功动作也不一样,但仍有一个共同的特点,那就是通过调心、调息、调身的锻炼,遵循着人体内气由产生、运行、归元这样一条循径走路的自然规律进行。当然,各种功法有其不同收功要求,都需把握好各自的尺度。

本功法收势要注意:精神集中,意守金津玉液;吞津咽液时,宜汩汩有声。唾液乃"治阴虚无上妙方",现代医学研究证明,唾液含有黏蛋白、氨基酸、淀粉酶、溶菌酶、免疫球蛋白和各种微量元素等。唾液是天然防癌剂,具有使致癌物质转化为无害物质的功能。现代科学研究证明,唾液有助于改善糖类代谢、维持血糖恒定的作用。

任务五　五禽戏在调理人体亚健康中的应用

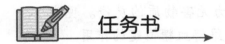

学习目标

1. 能灵活掌握五禽戏，能了解人体亚健康的相关知识。

2. 能掌握五禽戏的应用。能正确使用五禽戏调理人体亚健康。

3. 能灵活使用各种工具查阅资料，有团队合作精神和主动解决问题的能力。

4. 形成爱岗敬业的态度和社会责任感。

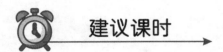

任务书

【情景描述】

吴女士，32岁，办公室白领，经常自汗、盗汗、出虚汗，自己稍不注意就感冒，怕冷。面色无华，憔悴。不爱运动，在办公室一坐就是一天。经常来不及吃早饭，不注重饮食，爱吃方便面、饼干等速食。平时视力正常，突感视力下降（非眼镜度数不适），且伴有目胀、头疼。患者想通过传统运动疗法改善目前的状况。

请同学们在老师的指导下对病例进行分析，并给予合适的传统运动疗法帮助此患者解决目前问题。

建议课时

活动名称与课时安排见表5-1。

表 5-1　活动名称与课时安排

活动序号	活动名称	课时安排	备注
1	获取任务	2	
2	资料收集	2	
3	制定功法调理方案	4	
4	方案实施	18	
5	总结与拓展	2	

活动一 ● 获取任务：五禽戏对人体亚健康的作用

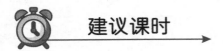

学习目标

通过该活动，我们要明确"五禽戏在调理人体亚健康中的应用"任务的工作要求，获取任务，可通过4步完成：第一步识读任务书；第二步熟知关于人体亚健康的知识，完成任务获取；第三步了解人体亚健康的防治知识；第四步了解五禽戏对人体亚健康的调理作用。

建议课时

2课时。

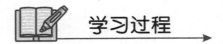

学习过程

一、识读任务书

请同学们阅读病历，并查阅有关资料完成下列内容。

1. 什么是亚健康？

2. 导致亚健康的主要原因是什么？

3.案例中亚健康的症状是什么？

4.亚健康的主要特征是什么？

5.简述亚健康的临床表现。

二、关于人体亚健康

1.根据亚健康的临床表现,查阅资料,说明亚健康的分类。

2.人体亚健康的诊断标准是什么？

三、人体亚健康的防治知识

1.怎样预防人体亚健康？

2. 怎样调理人体亚健康?

3. 亚健康的食疗方法是什么？请同学们回答下列问题。

(1)记忆力减退:感觉平时记忆挺好,现在却丢三落四、粗心大意,这时候就要补充维生素了,特别是＿＿＿＿＿＿(营养素)。在日常饮食中增加果蔬的摄入量,比如＿＿＿＿＿＿、＿＿＿＿＿＿、＿＿＿＿＿＿、＿＿＿＿＿＿、＿＿＿＿＿＿、＿＿＿＿＿＿、＿＿＿＿＿＿等。

(2)眼睛疲劳:在学习和工作中每天都要用眼睛,总是感到很疲劳,感觉眼睛里面比较干、累,可以适量吃＿＿＿＿＿＿,因其含有丰富的人体所必需的＿＿＿＿＿＿。

(3)大脑疲劳:当大脑感觉到比较疲劳时,可多吃一些＿＿＿＿＿＿、＿＿＿＿＿＿类的食物,如＿＿＿＿＿＿、＿＿＿＿＿＿、＿＿＿＿＿＿、＿＿＿＿＿＿、＿＿＿＿＿＿、＿＿＿＿＿＿等,对健脑、增强记忆力有很好的效果,因其含有人体必需的脂肪酸亚油酸,且无胆固醇,所以人们常常把它称为"健脑"食品。另外,还含有特殊的健脑物质如卵磷脂、胆碱等,所以对脑力劳动者来说,它的营养、滋补作用是其他食物所不能比的。

(4)易感冒发热:由身体免疫力差所引起,可多吃含蛋白质食物增强免疫力,另外需多吃＿＿＿＿＿＿,因其含有＿＿＿＿＿＿(营养素),能提高身体的抗氧化能力,保持细胞正常。

(5)心烦气躁:＿＿＿＿＿＿、＿＿＿＿＿＿适于顺气健胃,对气郁上火生痰者有清热消痰的作用,如果可以的话最好生吃,或者也可做＿＿＿＿＿＿汤。另可多补充一些海产品和乳制品,比如＿＿＿＿＿＿、＿＿＿＿＿＿、＿＿＿＿＿＿、＿＿＿＿＿＿、＿＿＿＿＿＿,因这些食物中都含有极其丰富的＿＿＿＿＿＿、＿＿＿＿＿＿、＿＿＿＿＿＿,有助于消除火气。

四、五禽戏对人体亚健康的调理作用

五禽戏是传统养生学说与强身健体的方法结合起来的健身功法,对人体具有畅通经络、调和气血、活动筋骨、滑利关节的作用。查阅资料,说明为什么五禽戏对人体亚健康具有调节作用,从哪些角度来说。

五、评价

综合素质评价见表5-2。

表5-2　综合素质评价

项次		项目要求	配分	评分细则	自评得分	小组评价	教师评价
1.素养（40分）	纪律情况（15分）	按时到岗,不早退	5	违反规定,每次扣5分			
		积极思考回答问题	5	根据上课统计情况得1～5分			
		三有一无（有本、笔、书,无手机）	5	违反规定每项扣3分			
		执行教师命令	0	此为否定项,违规酌情扣10～100分,违反校规按校规处理			
	职业道德（10分）	能与他人合作	3	不符合要求不得分			
		主动帮助同学	3	能主动帮助同学得3分,被动得1分			
		追求完美	4	对工作精益求精且效果明显得4分,对工作认真得3分,其余不得分			
	5S（10分）	桌面、地面整洁	5	自己的工位桌面、地面整洁无杂物得5分,不合格不得分			
		物品定置管理	5	按定置要求放置得5分,其余不得分			
	快速阅读能力(5分)		5	能快速准确明确任务要求并清晰表达得5分,能主动沟通在指导后达标得3分,其余不得分			

续表 5-2

项次		项目要求	配分	评分细则	自评得分	小组评价	教师评价
2. 职业能力(40分)	识读任务书(10分)	能明确任务要求,收集相关知识	10	能全部掌握得10分,部分掌握得3~7分,不清楚不得分			
	关于人体亚健康(10分)	能掌握人体亚健康的分类	10	能全部掌握得10分,部分掌握得3~7分,不清楚不得分			
	人体亚健康的防治知识(10分)	能掌握人体亚健康的防治知识	10	能全部掌握得10分,部分掌握得3~7分,不清楚不得分			
	五禽戏对人体亚健康调理作用(10分)	能掌握五禽戏对人体亚健康的调理作用	10	能全部掌握得10分,部分掌握得3~7分,不清楚不得分			
3. 工作页完成情况(20分)	按时完成工作页(20分)	及时提交	5	按时提交得5分,迟交不得分			
		内容完成程度	5	按完成情况分别得1~5分			
		回答准确率	5	视准确率情况分别得1~5分			
		有独到的见解	5	视见解程度分别得1~5分			
总分							
加权平均(自评20%,小组评价30%,教师评价50%)							

教师评价签字:	组长签字:

请你根据以上打分情况,对本活动中的工作和学习状态进行总体评述(从素养的自我提升方面、职业能力的提升方面进行评述,分析自己的不足之处,描述对不足之处的改进措施):

教师指导意见:

活动二 ● 资料收集:五禽戏有关知识

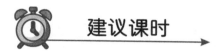 学习目标

通过该活动,能掌握五禽戏的有关知识,可通过 2 步完成:第一步收集五禽戏的有关知识,第二步收集五禽戏的动作名称和动作要求。

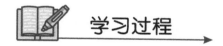 建议课时

2 课时。

学习过程

一、五禽戏的有关知识

1. 简述五禽戏的起源。

2. 简述五禽戏的功法特点。

3. 简述五禽戏的养生作用。

二、五禽戏的动作名称和动作要求

1. 简述五禽戏的动作名称。

2. 简述五禽戏的动作要求。

3. 简述五禽戏的注意事项。

4. 简述习练五禽戏功法的目的。

5. 简述五禽戏各戏的具体功效。

三、评价

综合素质评价见表5-3。

表5-3　综合素质评价

项次		项目要求	配分	评分细则	自评得分	小组评价	教师评价
1. 素养 (40分)	纪律情况 (15分)	按时到岗,不早退	5	违反规定,每次扣5分			
		积极思考回答问题	5	根据上课统计情况得1～5分			
		三有一无(有本、笔、书,无手机)	5	违反规定每项扣3分			
		执行教师命令	0	此为否定项,违规酌情扣10～100分,违反校规按校规处理			
	职业道德 (10分)	能与他人合作	3	不符合要求不得分			
		主动帮助同学	3	能主动帮助同学得3分,被动得1分			
		追求完美	4	对工作精益求精且效果明显得4分,对工作认真得3分,其余不得分			
	5S (10分)	桌面、地面整洁	5	自己的工位桌面、地面整洁无杂物得5分,不合格不得分			
		物品定置管理	5	按定置要求放置得5分,其余不得分			
	快速阅读能力(5分)		5	能快速准确明确任务要求并清晰表达得5分,能主动沟通在指导后达标得3分,其余不得分			

续表 5-3

项次	项目要求		配分	评分细则	自评得分	小组评价	教师评价
2. 职业能力 (40分)	五禽戏的基本知识 (20分)	能准确收集五禽戏的基本知识	20	能全部掌握得20分,部分掌握得10~15分,不清楚不得分			
	五禽戏有关知识 (20分)	能准确收集五禽戏的有关知识	20	能全部掌握得20分,部分掌握得10~15分,不清楚不得分			
3. 工作页完成情况 (20分)	按时完成工作页 (20分)	及时提交	5	按时提交得5分,迟交不得分			
		内容完成程度	5	按完成情况分别得1~5分			
		回答准确率	5	视准确率情况分别得1~5分			
		有独到的见解	5	视见解程度分别得1~5分			
总分							
加权平均(自评20%,小组评价30%,教师评价50%)							

教师评价签字:	组长签字:

请你根据以上打分情况,对本活动中的工作和学习状态进行总体评述(从素养的自我提升方面、职业能力的提升方面进行评述,分析自己的不足之处,描述对不足之处的改进措施):

教师指导意见:

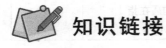 **知识链接**

神医华佗

华佗,字元化,沛国谯(今安徽省亳州市)人。据考证,他约生于汉永嘉元年（145年），卒于建安十三年（208年）。三国著名医学家。华佗与董奉、张仲景并称为"建安三神医"。少时曾在外游学，钻研医术而不求仕途，行医足迹遍及安徽、山东、河南、江苏等地。华佗一生行医各地，声誉颇著，在医学上有多方面的成就。他熟练地掌握了养生、方药、针灸和手术等治疗手段，精通内、外、妇、儿各科，临证施治，诊断精确，方法简捷，疗效神速，被誉为"神医"，对外科尤为擅长。后因不服曹操征召被杀，所著医书已佚。今亳州市有"华佗庵"等遗迹。

1. 麻沸散　华佗首创用全身麻醉法施行外科手术，被后世尊为"外科鼻祖"。他不但精通方药，而且在针术和灸法上的造诣也十分令人钦佩。华佗到处走访了许多医生，收集了一些有麻醉作用的药物，经过多次不同配方的炮制，终于把麻醉药试制成功，他又把麻醉药和热酒配制，使患者服下失去知觉，再剖开腹腔、割除溃疡，洗涤腐秽，用桑皮线缝合，涂上神膏，四五日除痛，一月间康复。因此，华佗给它起了个名字——麻沸。

据日本外科学家华冈青州的考证，麻沸散的组成是"曼陀罗花一升，生草乌、全当归、香白芷、川芎各四钱，炒南星一钱"。

如果需要灸疗，也不过一两个穴位，病痛也就应手消除。如果病患集结郁积在体内，扎针、吃药的疗效都不能奏效，须剖开割除的，就饮服他配制的"麻沸散"，一会儿患者就如醉死一样，毫无知觉，于是就开刀切除患处，取出结积物。病患如果在肠中，就割除肠子病变部分，洗净伤口和易感染部分，然后缝好腹部刀口，用药膏敷上，四五天后，病就好了，不再疼痛。开刀时，患者自己并不感到疼痛，一个月之内，伤口便愈合复原了。

他所使用的"麻沸散"是历史上最早的麻醉剂。华佗采用酒服"麻沸散"施行腹部手术，开创了全身麻醉手术的先例。这种全身麻醉手术，在中国医学史上是空前的，在世界医学史上也是罕见的创举。

2. 医疗体育　华佗也是中国古代医疗体育的创始人之一。他不仅善于治病，还特别提倡养生之道。他曾对弟子吴普说："人体欲得劳动，但不当使极耳，动摇则谷气得消，血脉流通，病不得生，譬如户枢，终不朽也。"华佗继承和发展了前人"圣人不治已病治未病"的预防理论，为年老体弱者编排了一套模仿猿、鹿、熊、虎、鸟等5种禽兽姿态的健身操——五禽戏。身体不舒服时,就起来做其中一戏,流汗浸湿衣服后,接着在上面搽上爽身粉,身体便觉得轻松便捷,腹中想吃东西了。他的学生吴普施行这种方法锻炼,活到九十多岁时,听力和视力都很好,牙齿也完整牢固。五禽戏是一套使全身肌肉和关节都能得到舒展的医疗体操。华佗认为"人体欲得劳动,……血脉流通,病不得生,譬如户枢,终不朽也"。五禽戏的动作是模仿虎的扑动前肢、鹿的伸转头颈、熊的伏倒站起、猿的脚尖纵跳、鸟的展翅飞翔等。相传华佗在许昌时,天天指导许多瘦弱的人在旷地上做这个体操。说:"大家可以经常运动,用以除疾,兼利蹄足,以当导引。体有不快,起作一禽之戏,怡而汗出,因以着粉,身体轻便而欲食。"

3. 外科手术　华佗是中国历史上第一位创造手术外科的专家,也是世界上第一位发明麻沸散及发明用针灸医病的先驱者、创始人。麻沸散为外科医学的开拓和发展开创了新的研究领域。他的发明比美国的牙科医生摩尔顿(1846 年)发明乙醚麻醉获得成功要早 1 600 多年。

华佗在当时已能做肿瘤摘除和胃肠缝合一类的外科手术。他的外科手术,得到历代的推崇。明代陈嘉谟的《本草蒙筌》引用《历代名医图赞》中的一诗做了概括:"魏有华佗,设立疮科,剔骨疗疾,神效良多。"可见,后世尊华佗为"外科鼻祖"是名副其实的。

4. 医学精神　华佗生活的时代,是在东汉末年三国初期。那时,军阀混乱,水旱成灾,疫病流行,人民处于水深火热之中。当时一位著名诗人王粲在其《七哀诗》里写了这样两句:"出门无所见,白骨蔽平原。"目睹这种情况,华佗非常痛恨作恶多端的封建豪强,十分同情受压迫受剥削的劳动人民。为此,他不愿做官,宁愿捍着金箍铃,到处奔跑,为人民解脱疾苦。

华佗看病不受症状表象所惑,他用药精简,深谙身心交互为用,并不滥用药物。华佗重视预防保健,"治人于未病",观察自然生态,教人调息生命和谐。但对于病入膏肓的患者,则不加针药,坦然相告。

华佗不求名利,不慕富贵,使他得以集中精力于医药的研究上。《后汉书·华佗传》说他"兼通数经,晓养性之术",尤其"精于方药"。人们称他为"神医"。他曾把自己丰富的医疗经验整理成一部医学著作,名曰《青囊经》,可惜没能流传下来。但不能说,他的医学经验因此就完全湮没了。因为他许多有作为的学生,如以针灸出名的樊阿、著有《吴普本草》的吴普、著有《本草经》的李当之,把他的经验部分继承了下来。至于现存的华佗《中藏经》,那是宋人的作品,用他的名字出版的。但其中也可能包括一部分当时尚残存的华佗著作的内容。

华佗能批判地继承前人的学术成果,在总结前人经验的基础上,创立新的学说。中国的医学到了春秋时代已经有辉煌的成就,而扁鹊对于生理病理的阐发可谓集其大成。华佗的学问有可能从扁鹊的学说发展而来。同时,华佗对同时代的张仲景学说也有深入的研究。他读到张仲景著的《伤寒论》第十卷时,高兴地说:"此真活人书也。"可见张仲景学说对华佗的影响很大。华佗循着前人开辟的途径,脚踏实地开创新的天地。例如当时他就发现体外挤压心脏法和口对口人工呼吸法。最突出的,应数麻醉术(酒服麻沸散)的发明和体育疗法(五禽戏)的创造。

5. 轶事典故

(1)心理疗法　华佗善于应用心理疗法治病,有一郡守得了重病,华佗去看他。郡守让华佗为他诊治,华佗对郡守的儿子说:"你父亲的病和一般的病不同,有瘀血在他的腹中,应激怒他让他把瘀血吐出来,这样就能治好他的病,不然就没命了。你能把你父亲平时所做过的错事都告诉我吗?我传信斥责他。"郡守的儿子说:"如果能治好父亲的病,有什么不能说的?"于是,他把父亲长期以来所做不合常理的事情,全都告诉了华佗。华佗写了一封痛斥郡守的信留下,郡守看信后,大怒,派捕吏捉拿华佗,没捉到,郡守盛怒之下,吐出一升多黑血,他的病就好了。

(2)枪头化酒　后汉末年时,有人腹中长一结块,白天黑夜疼痛无比。临死时,他对儿子说:"我死以后,可以剖腹把那东西拿出来,看看到底是什么。"他儿子不忍心违抗父命,于是剖腹,取出一个铜枪头,约有1/3升。华佗听说后,就前去了解。华佗看完,从小箱子里取出药放在枪头上,枪头立刻化成了酒。(出自《志怪》)

(3)刮骨疗伤　在罗贯中的《三国演义》中,有一段华佗为关羽刮骨疗毒的描写,讲的是关羽在襄阳之战时右臂为魏军毒箭所中。后来,伤口渐渐肿大,十分疼痛,不能动弹。华佗为关羽剖臂刮骨,去除骨上剧毒,而关羽神色不变,尚在与人下棋。这个故事原本是颂扬关羽的神勇、有毅力、能忍耐,也同时说明了神医华佗的医技高明,博得人们的称赞和敬佩。他是我们外科医学的鼻祖。这是《三国演义》和湖北《襄阳府志》上记载的在民间广为流传的一个根据事实虚构的故事。关羽虽然有刮骨疗伤,但是华佗早已在几年前死去。

(4)曹操头风病 华佗由于治学得法,医术迅速提高,名震远近。正当华佗热心在民间奉献自己的精湛医术时,崛起于中原动乱中的曹操,闻而相召。原来曹操早年得了一种头风病,中年以后,日益严重。每发,心乱目眩,头痛难忍。诸医施治,疗效甚微。华佗应召前来诊视后,在曹操胸椎部的膈俞穴进针,片刻便脑清目明,疼痛立止。曹操十分高兴。但华佗却如实相告:"您的病,乃脑部痼疾,近期难于根除,须长期攻治,逐步缓解,以求延长寿命。"曹操听后,以为华佗故弄玄虚,因而心中不悦,只是未形于色。他不仅留华佗于府中,还允许他为百姓治病。

活动三 ● **制定功法调理方案：评定患者及制订调理计划**

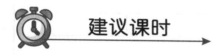

学习目标

通过该活动,能制定出合理的功法调理方案,可通过 4 步完成:第一步对患者的评定,第二步确定功法调理方案,第三步功法调理计划表的制定,第四步五禽戏场地的设计。

建议课时

4 课时。

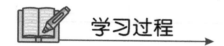

学习过程

一、对患者的评定

查阅资料,找出哪一类患者适合练习五禽戏来进行调理,为什么?

二、确定功法调理方案

结合病例,根据收集的资料为该患者选定合适的功法调理方案并说明理由。

三、功法调理计划表的制定

患者功法调理计划见表5-4。

表5-4 患者功法调理计划

姓名_____ 性别_____ 年龄_____ 诊断_____

项目	内容要求	备注
亚健康类型		
运动项目		
运动目的		
运动环境		
运动次数		
运动强度		
注意事项		

四、五禽戏场地的设计

1.查阅资料,说明习练五禽戏的场地要求。

2.根据五禽戏的场地要求,在校园范围内,找出合适的练习场地。

五、评价

综合素质评价见表5-5。

表5-5　综合素质评价

项次		项目要求	配分	评分细则	自评得分	小组评价	教师评价
1. 素养（40分）	纪律情况（15分）	按时到岗，不早退	5	违反规定，每次扣5分			
		积极思考回答问题	5	根据上课统计情况得1~5分			
		三有一无（有本、笔、书，无手机）	5	违反规定每项扣3分			
		执行教师命令	0	此为否定项，违规酌情扣10~100分，违反校规按校规处理			
	职业道德（10分）	能与他人合作	3	不符合要求不得分			
		主动帮助同学	3	能主动帮助同学得3分，被动得1分			
		追求完美	4	对工作精益求精且效果明显得4分，对工作认真得3分，其余不得分			
	5S（10分）	桌面、地面整洁	5	自己的工位桌面、地面整洁无杂物得5分，不合格不得分			
		物品定置管理	5	按定置要求放置得5分，其余不得分			
	快速阅读能力（5分）		5	能快速准确明确任务要求并清晰表达得5分，能主动沟通在指导后达标得3分，其余不得分			

续表 5-5

项次		项目要求	配分	评分细则	自评得分	小组评价	教师评价
2. 职业能力 (40 分)	对患者的评定 (10 分)	能正确评定患者	10	能正确掌握得 10 分, 部分正确得 3 ~ 7 分, 不正确不得分			
	确定功法调理方案 (10 分)	能制定合适的运动调理方案	10	能正确制定得 10 分, 部分正确得 3 ~ 7 分, 不正确不得分			
	功法调理计划表的制定 (10 分)	能制定功法调理计划表	10	能正确制定得 10 分, 部分正确得 3 ~ 7 分, 不正确不得分			
	五禽戏场地的设计 (10 分)	能设计合适的场地	10	能正确设计得 10 分, 部分正确得 3 ~ 7 分, 不正确不得分			
3. 工作页完成情况 (20 分)	按时完成工作页 (20 分)	及时提交	5	按时提交得 5 分, 迟交不得分			
		内容完成程度	5	按完成情况分别得 1 ~ 5 分			
		回答准确率	5	视准确率情况分别得 1 ~ 5 分			
		有独到的见解	5	视见解程度分别得 1 ~ 5 分			
总分							
加权平均(自评 20%, 小组评价 30%, 教师评价 50%)							

教师评价签字:	组长签字:

请你根据以上打分情况, 对本活动中的工作和学习状态进行总体评述(从素养的自我提升方面、职业能力的提升方面进行评述, 分析自己的不足之处, 描述对不足之处的改进措施):

教师指导意见:

活动四 ● 方案实施:教与学五禽戏

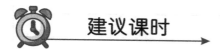

学习目标

通过该活动,能对制定出的调理方案进行实施,可通过 3 步完成:第一步功法场地准备,第二步习练功法前准备,第三步实施功法调理。

建议课时

18 课时。

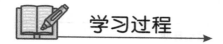

学习过程

一、功法场地准备

场地检查,并填写记录表(表5-6)。

表5-6　场地准备记录

检查项目(□室内　□室外)		检查结果	异常情况	备注
卫生检查				
安全检查	水			
	电			
	电器			
	警告标牌			
	消防设施			
环境检查	安静			
	空气			
	光线			
其他				
检查人			检查日期	

二、习练功法前准备

1. 查阅相关资料,以小组为单位讨论患者运动前应做好哪些准备工作,并以表格的形式(表5-7)展示出来。

表5-7 运动前准备项目记录

准备项目		项目要求	目的	备注
心理准备				
着装准备	衣着			
	鞋袜			
身体状况	饥饱			
	大小便			
	饮水			
热身准备				
患者签字			运动日期	

2. 与患者及家属进行沟通,告知运动治疗的注意事项并做相应的准备工作。同时简要记录谈话内容。

三、实施功法调理

1. 老师示教并指出动作要点。

2. 学生以小组为单位进行分组,按制作好的功法调理计划实施。

3. 学生应用功法调理计划表。

4. 根据下图写出五禽戏的动作名称及动作功效。

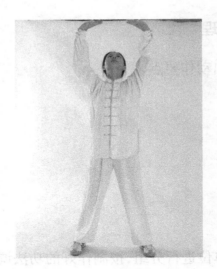

动作名称：_____
动作功效：_____
_____

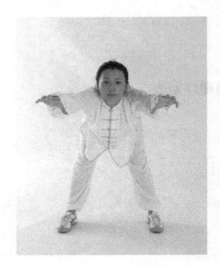

动作名称：_____
动作功效：_____
_____

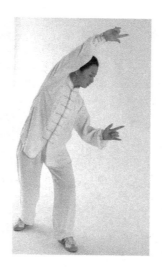

动作名称：_____
动作功效：_____

_____

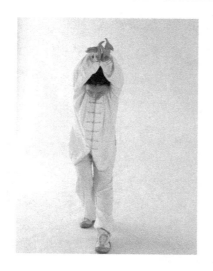

动作名称：_____
动作功效：_____

_____

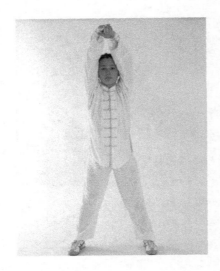

动作名称:＿＿＿＿＿＿＿＿
动作功效:＿＿＿＿＿＿＿＿＿＿＿＿＿＿＿＿＿＿＿＿＿＿＿＿＿＿＿＿＿＿＿＿

＿＿＿＿＿＿＿＿＿＿＿＿＿＿＿＿＿＿＿＿＿＿＿＿＿＿＿＿＿＿＿＿＿＿＿＿

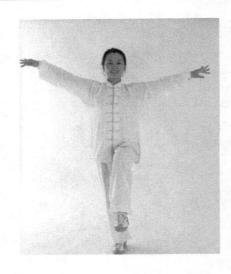

动作名称:＿＿＿＿＿＿＿＿
动作功效:＿＿＿＿＿＿＿＿＿＿＿＿＿＿＿＿＿＿＿＿＿＿＿＿＿＿＿＿＿＿＿＿

＿＿＿＿＿＿＿＿＿＿＿＿＿＿＿＿＿＿＿＿＿＿＿＿＿＿＿＿＿＿＿＿＿＿＿＿

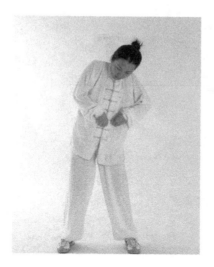

动作名称：_____

动作功效：_____

_____

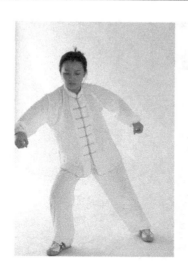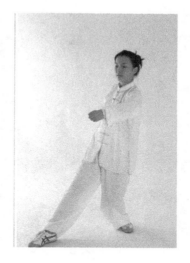

动作名称：_____

动作功效：_____

_____

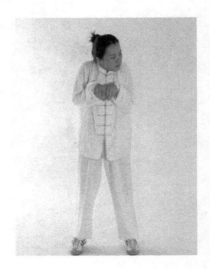

动作名称:＿＿＿＿＿＿＿＿
动作功效:＿＿＿＿＿＿＿＿＿＿＿＿＿＿＿＿＿＿＿＿＿＿＿＿＿＿

＿＿＿＿＿＿＿＿＿＿＿＿＿＿＿＿＿＿＿＿＿＿＿＿＿＿＿＿＿＿＿＿

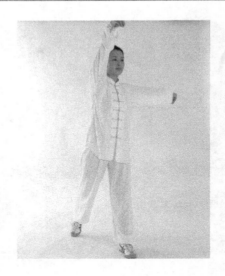

动作名称:＿＿＿＿＿＿＿＿
动作功效:＿＿＿＿＿＿＿＿＿＿＿＿＿＿＿＿＿＿＿＿＿＿＿＿＿＿

＿＿＿＿＿＿＿＿＿＿＿＿＿＿＿＿＿＿＿＿＿＿＿＿＿＿＿＿＿＿＿＿

四、评价

综合素质评价见表5-8。

表5-8　综合素质评价

项次	项目要求		配分	评分细则	自评得分	小组评价	教师评价
1. 素养（40分）	纪律情况（15分）	按时到岗,不早退	5	违反规定,每次扣5分			
		积极思考回答问题	5	根据上课统计情况得1~5分			
		三有一无（有本、笔、书,无手机）	5	违反规定每项扣3分			
		执行教师命令	0	此为否定项,违规酌情扣10~100分,违反校规按校规处理			
	职业道德（10分）	能与他人合作	3	不符合要求不得分			
		主动帮助同学	3	能主动帮助同学得3分,被动得1分			
		追求完美	4	对工作精益求精且效果明显得4分,对工作认真得3分,其余不得分			
	5S（10分）	桌面、地面整洁	5	自己的工位桌面、地面整洁无杂物得5分,不合格不得分			
		物品定置管理	5	按定置要求放置得5分,其余不得分			
	快速阅读能力（5分）		5	能快速准确明确任务要求并清晰表达得5分,能主动沟通在指导后达标得3分,其余不得分			

续表 5-8

项次	项目要求		配分	评分细则	自评得分	小组评价	教师评价
2. 职业能力 (40分)	功法场地准备 (5分)	场地准备	5	能完全按照要求准备场地得5分,部分达到要求得1~3分,未按照要求不得分			
	习练功法前准备 (5分)	能做好练功前的准备工作	5	能完全按照要求进行准备得5分,不能完全按照要求进行准备得1~3分,完全不按照要求进行准备不得分			
	实施功法调理 (30分)	学生以小组为单位进行分组,按制作好的运动治疗计划实施	15	能良好实施得15分,部分实施得5~12分,不实施不得分			
		学生展示实施成果并填写动作名称、动作要求	15	能完全展示得15分,部分展示得5~12分,不展示不得分			
3. 工作页完成情况 (20分)	按时完成工作页 (20分)	及时提交	5	按时提交得5分,迟交不得分			
		内容完成程度	5	按完成情况分别得1~5分			
		回答准确率	5	视准确率情况分别得1~5分			
		有独到的见解	5	视见解程度分别得1~5分			
总分							
加权平均(自评20%,小组评价30%,教师评价50%)							

教师评价签字:	组长签字:

请你根据以上打分情况,对本活动中的工作和学习状态进行总体评述(从素养的自我提升方面、职业能力的提升方面进行评述,分析自己的不足之处,描述对不足之处的改进措施):

教师指导意见:

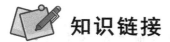 **知识链接**

易筋经

相传,后魏李明帝太和年间(477—500 年),印度达摩来华传教,于河南嵩山少林寺面壁 9 年,后来少林寺僧人在修缮达摩大师面壁处时,偶得一铁盒,盒中藏有《洗髓》《易筋》两本经帖。故《易筋经》传说为达摩所创。

《易筋经》中多是导引、按摩、吐纳等中国传统的养生功夫,且其中许多道家术语。目前考证出现最早的《易筋经》版本是道光年间的来章氏《少林易筋经》,其中有紫凝道人的《易筋经义》跋语,称此书传于"绍黄两家",并历数"禅家""宗门""金丹""清净""泥水"诸术语,显系明人手笔。易筋经共计十二势。

预备势

两腿开立,头端平,口微闭,调呼吸。含胸、直腰、蓄腹、松肩、全身自然放松。

第一势:韦驮献杵第一势

两臂曲肘,徐徐平举至胸前成抱球势,屈腕立掌,指头向上,掌心相对(10 厘米左右距离)。此动作要求肩、肘、腕在同一平面上。

第二势:韦驮献杵第二势

接上式;自然呼吸,两掌从胸前向体侧平开,手心朝上,双臂呈一字状;同时两足后跟翘起,脚尖着地,两目瞪睛平视;心平气和。式定约静立半分钟。

第三势:韦驮献杵第三势

接上式;逆呼吸,两掌分别上抬,至双臂呈"U"字状时,双肘微弯,掌心朝上,尽力上托;同时咬齿,舌抵上腭,气布胸际。式定后约静止半分钟。

第四势:摘星换斗势

右脚稍向右前方移步,与左脚形成斜八字,随势向左微侧;屈膝,提右脚跟,身向下沉,右虚步。右手高举伸直,掌心向下,头微右斜,双目仰视右手心;左臂曲肘,自然置于背后。吸气时,头往上顶,双肩后挺;呼气时,全身放松,再左右两侧交换姿势锻炼。

第五势:倒拽九牛尾势

右脚前跨一步,屈膝呈右弓步。右手握拳,举至前上方,双目观拳;左手握拳;左臂屈肘,斜垂于背后。吸气时,两拳紧握内收,右拳收至右肩,左拳垂至背后;呼气时,两拳两臂放松还原为本势预备动作。再身体后转,成左弓步,左右手交替进行。

第六势:出爪亮翅势

两脚开立,两臂前平举,立掌,掌心向前,十指用力分开,虎口相对,两眼怒目平视前方,随势脚跟提起,以两脚尖支持体重。再两掌缓缓分开,上肢呈一字样平举,立掌,掌心向外,随势脚跟着地。吸气时,两掌用暗劲伸探,手指向后翘;呼气时,臂掌放松。

第七势:九鬼拔马刀势

脚尖相前,足跟分离呈八字形;两臂向前成叉掌立于胸前。左手屈肘经下往后,成勾手置于身后,指尖向上;右手由肩上屈肘后伸,拉住左手指,使右手成抱颈状。足趾抓地,身体前倾,如拔刀一样。吸气时,双手用力拉紧,呼气时放松。左右交换。

第八势:三盘落地势

左脚向左横跨一步,屈膝下蹲成马步。上体挺直,两手叉腰,再屈肘翻掌向上,小臂平举如托重物状;稍停片刻,两手翻掌向下,小臂伸直放松,如放下重物状。动作随呼吸进行,吸气时,如托物状;呼气时,如放物状。收功时,两脚徐徐伸直,左脚收回,两足并拢,呈直立状。

第九势:青龙探爪势

两脚开立,两手呈仰拳护腰。右手向左前方伸探,五指捏成勾手,上体左转。腰部自左至右转动,右手亦随之自左至右水平画圈,手画至前上方时,上体前倾,同时呼气;画至身体左侧时,上体伸直,同时吸气。左右交换,动作相反。

第十势:卧虎扑食势

右脚向右跨一大步,屈右膝下蹲,呈右弓左仆腿势;上体前倾,双手撑地,头微抬起,目注前下方。吸气时,同时两臂伸直,上体抬高并尽量前探,重心前移;呼气时,同时屈肘,胸部下落,上体后收,重心后移,蓄势待发。如此反复,随呼吸而两臂屈伸,上体起伏,前探后收,如猛虎扑食。动作连续 5～10 次后,换左弓右仆脚势进行,动作如前。

第十一势：打躬势

两脚开立，脚尖内扣。双手仰掌缓缓向左右而上，用力合抱头后部，手指弹敲小脑后片刻。配合呼吸做屈体动作；吸气时，身体挺直，目向前视，头如顶物；呼气时，直膝俯身弯腰，两手用力使头探于膝间作打躬状，勿使脚跟离地。

第十二势：工尾势

两腿开立，双手仰掌由胸前徐徐上举至头顶，目视掌而移，身立正直，勿挺胸凸腹；十指交叉，旋腕反掌上托，掌以向上，仰身，腰向后弯，目上视；然后上体前屈，双臂下垂，推掌至地，昂首瞪目。呼气时，屈体下弯，脚跟稍微离地；吸气时，上身立起，脚跟着地；如此反复21次。收功直立，两臂左右侧举。

活动五　总结与拓展：中医与五禽戏的养生关系

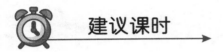

学习目标

通过该活动，能对任务进行总结与评价，可通过 3 步完成：第一步纠正五禽戏练习中的错误动作，第二步总结并展示自己的练习结果，第三步了解中医与五禽戏的养生关系。

建议课时

2 课时。

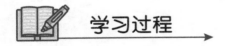

学习过程

一、纠正五禽戏练习中的错误动作

以小组为单位，根据各组练习结果，说出五禽戏易犯错误有哪些。

二、总结并展示自己的练习结果

以小组或个人为单位，分别展示自己的练习结果。

三、中医与五禽戏的养生关系

查阅资料，说出中医与五禽戏有哪些养生关系。

四、评价

综合素质评价见表5-9。

表5-9　综合素质评价

项次		项目要求	配分	评分细则	自评得分	小组评价	教师评价
1.素养（40分）	纪律情况（15分）	按时到岗，不早退	5	违反规定，每次扣5分			
		积极思考回答问题	5	根据上课统计情况得1~5分			
		三有一无（有本、笔、书，无手机）	5	违反规定每项扣3分			
		执行教师命令	0	此为否定项，违规酌情扣10~100分，违反校规按校规处理			
	职业道德（10分）	能与他人合作	3	不符合要求不得分			
		主动帮助同学	3	能主动帮助同学得3分，被动得1分			
		追求完美	4	对工作精益求精且效果明显得4分，对工作认真得3分，其余不得分			
	5S（10分）	桌面、地面整洁	5	自己的工位桌面、地面整洁无杂物得5分，不合格不得分			
		物品定置管理	5	按定置要求放置得5分，其余不得分			
	快速阅读能力（5分）		5	能快速准确明确任务要求并清晰表达得5分，能主动沟通在指导后达标得3分，其余不得分			

续表 5-9

项次		项目要求	配分	评分细则	自评得分	小组评价	教师评价
2.职业能力(40分)	纠正错误动作(10分)	能纠正练习五禽戏易犯错误动作	10	能全部正确掌握得10分,部分正确掌握得3~7分,不正确不得分			
	总结并展示自己的练习结果(20分)	以小组或个人为单位,分别展示自己的练习成果	20	能全部正确展示得20分,部分正确展示得5~17分,不正确不得分			
	中医与五禽戏的养生关系(10分)	能掌握中医与五禽戏的养生关系	10	能正确掌握得10分,部分正确掌握得3~7分,不正确不得分			
3.工作页完成情况(20分)	按时完成工作页(20分)	及时提交	5	按时提交得5分,迟交不得分			
		内容完成程度	5	按完成情况分别得1~5分			
		回答准确率	5	视准确率情况分别得1~5分			
		有独到的见解	5	视见解程度分别得1~5分			
总分							
加权平均(自评20%,小组评价30%,教师评价50%)							

教师评价签字:　　　　　　　　　　　　　　组长签字:

请你根据以上打分情况,对本活动中的工作和学习状态进行总体评述(从素养的自我提升方面、职业能力的提升方面进行评述,分析自己的不足之处,描述对不足之处的改进措施):

教师指导意见: